カラー図解　新しい人体の教科書　上

山科正平　著

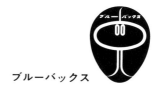

カバー装丁／芦澤泰偉・児崎雅淑
カバーイラスト／金井裕也
本文イラスト／金井裕也・千田和幸・本庄和範・さくら工芸社
本文・目次デザイン／長橋誓子

はしがき

　からだ —— 誰もがひとつだけ持っているかけがえのないもの。はち切れんばかりに生気をみなぎらせて、地上を闊歩する若者たちには、全くといっていいほど頓着がない。しかし、年齢を重ねるにともない、あちこちに異常や障害が発生してくると、いやがうえにもからだへの関心は高まってくる。高齢化問題の一面は「からだ問題」でもある。誰もが健康で長生きしたいと願う。そんな願望をくすぐるかのように、テレビをはじめ多くのメデイアは、病気や健康、食品の安全や安心に関する情報であふれかえっている。その効果なのか、健康食品やサプリメントが飛ぶように売れている。しかし、自分の健康を護るのは自分を措いてない。となれば、わたしたちは自分のからだについて、もっと関心を高め、もう一度基本に立ちかえって、自分の目でじっくりと眺め直してみてはどうだろうか。本書を執筆した最大の動機がここにある。

　翻って、人体といえば、おどろおどろして、奇異な言葉が飛び交いしち面倒くさそうだ。ましてや"解剖"などといえば、このたったふたつの漢字を見ただけで、気分が悪くなってしまう。"生理学"という文字にも名状しがたい不潔感を覚える。そんな方々も多いだろう。でもここで、食わず嫌いをちょっとだけ我慢して「自分のからだの話だから」と思って読みはじめてみては如何だろうか。そうすれば、時にはなるほどと肯き、また時にははてなと疑問が生まれ、そして最後には、さすがに自分のからだは巧いことできている、と感嘆するに違いない。かくして、自分のからだを大事にしなければと思うと同時に、これまでとは全く異なった人体観を持っていただけるはずだ。

　何種もの分子が天文学的な数だけ集まって、細胞膜やミトコンドリアなど、細胞を構成するすべての要素を作り上げ、その集団として１個の細胞がある。さらには、類似の細胞がおびただしい

数だけ集まって組織を作り上げ、組織の集合体として肝臓や心臓といった器官がある。器官が集合して器官系となり、そのまとまったものが個体というわけだ。このように、一段ずつ階段を昇りつめていく造化の妙は、生命体構築の階層性とよばれる。地球の歴史とともにはじまった生命の歴史は、この階段を着実に昇り詰めてきた歩みでもあり、わたしたちひとりひとりは、地球46億年の歴史を背負って生きているといっても過言ではない。地球が宇宙の一員なら、地球の上に生きる生命体もまた宇宙の一員である。というわけで、地球の属する宇宙は「大宇宙」、生命体の中に展開されるミクロの彼方にまで広がる世界は「小宇宙」とよばれる。これから本書を読み進めていくことは小宇宙の探検への出発である。小宇宙探検のガイドブックである本書を教科書と銘打ったのは、基本を忠実に考えていただきたいと念願したからである。そのために、いくつもの特徴を持たせることとした。

　その第1が"からだはひとつのものである"との、著者の人体観を披瀝させていただいたことだ。ひとつひとつの細胞からはじまり、からだの構成要素となる器官の全てが、全身の中の一員として他の成員と精密に協働して、決して統制を乱すことはない。そのため、どれもがからだというステージで役割を演ずる一役者である。舞台の成否は役者の協働作業で決まりながらも、決して失敗はない。これがからだのもっとも優れたところで、この点をとくにお伝えしたいと考えた。その第2に、器官が生まれてくる経過を踏まえて、解説を試みたことである。これにより、複雑極まりない人体や器官の成り立ち、相互の関連をかなり単純化して理解してもらうことができるばかりか、生物進化の歴史の中にある自分であることを強調したいと考えたのだ。第3に、器官の働きを細胞活動の一環として解説し、機能が発現する場として構造体を理解していただくように努めたことである。「構造と機能は1枚の紙の表と裏の関係」というのは生命体を考えるときの鉄則

だ。表と裏をつなげる細胞生物学はこの20〜30年間に大きく進歩し、いまも発達を続けている。その一端をお知らせしたいとの目論見もあった。

　こうした著者の意図をできるだけ忠実に読者にお伝えするため、本書では平明な記述に加えて、わかりやすく的を射たカラフルな挿画を多用したことにも大きな特色がある。いずれもイラストレーターの金井裕也、千田和幸、本庄和範の三氏の手による、科学の啓発にふさわしい力作である。また同じ図でも見る視点を変えて再掲載し、それにより理解が深まるような配慮もした。図版を見ているだけでも十分に人体を堪能してもらえるに違いない。

　本書は、からだに興味を持つ方ならどなたにでも気楽に読んでいただけるはずだ。予備知識もいらない。必要なのは"好奇心"と"興味"だけである。学生、社会人など、はじめてこの道に分け入る一般の方々を想定して、興味の誘発にも努めた。小宇宙に分け入って、自分のからだに寄せる発想を少しでも発展させていただけるなら、著者冥利に尽きるところである。

　同時にまた、本書は看護・介護、臨床検査、薬剤師、栄養士など、医療関係の従事者はもとより、これからその道を目指す学生諸君には、教科書として活用していただけるはずだ。医療にかかわる方々にとって、人体の正常な構造と機能、それをベースにした疾病の成り立ちは基本的な素養である。この一冊で、導入から国家試験対策まで、十分に対応できるはずだ。

　本書により、自分のからだへの関心を少しでも高揚させ、玉石混淆する情報の山々を少しでも的確に見透していただきたいものだと念願している。

　2017年3月　　　　　　　　　　　　　　　　　著者記す

カラー図解

新しい人体の教科書 上

はしがき……………………………………………………………… 3

第1章　細胞と器官（人体を構成するもの）　　10

1-1　細胞の構造と機能……………………………………………… 12
1-2　その他の細胞質成分…………………………………………… 35
1-3　細胞におけるタンパク質の輸送と放出……………………… 37
1-4　細胞による物質の取り込み…………………………………… 40
1-5　細胞の分裂と分化……………………………………………… 45
1-6　細胞活動の調節………………………………………………… 57
1-7　細胞の死に方…………………………………………………… 61
1-8　細胞が作る器官………………………………………………… 64

第2章　骨格系　　72

2-1　骨とはなにか…………………………………………………… 74
2-2　頭部の骨………………………………………………………… 79
2-3　体幹の骨………………………………………………………… 82
2-4　四肢の骨………………………………………………………… 90
2-5　骨盤……………………………………………………………… 94
2-6　骨と骨の連結…………………………………………………… 96
追補　人体の断面と運動の方向………………………………………106

第3章 骨格筋系　　　118

- **3-1** 骨格筋の構造と機能 ･･････････････122
- **3-2** 骨格筋の収縮のしくみ ･･････････････124
- **3-3** 全身の骨格筋 ･･････････････134

第4章 循環器系　　　170

- **4-1** 心臓 ･･････････････174
- **4-2** 全身の動脈系 ･･････････････195
- **4-3** 全身の静脈系 ･･････････････205
- **4-4** リンパ管系 ･･････････････213

第5章　消化器系　218

- **5-1** 口腔 … 220
- **5-2** 咽頭 … 230
- **5-3** 食道 … 232
- **5-4** 胃 … 236
- **5-5** 小腸 … 241
- **5-6** 大腸 … 248
- **5-7** 消化管における消化と吸収 … 257
- **5-8** 肝臓、胆嚢、膵臓 … 263
- **5-9** 腹部消化器官の血管系 … 278

第6章　呼吸器系　284

- **6-1** 鼻腔 … 286
- **6-2** 咽頭 … 290
- **6-3** 喉頭の構造と発声のしくみ … 294
- **6-4** 気管・気管支 … 298
- **6-5** 肺 … 300
- **6-6** 肺における呼吸機能 … 309
- **6-7** 体腔 … 321

参考文献·································330
写真提供·································332
索引·····································333

> **下巻の構成内容**

> **カラー図解　新しい人体の教科書　下**
>   第 7 章　血液と血球
>   第 8 章　リンパ系器官と生体防御
>   第 9 章　泌尿器系
>   第10章　神経系Ⅰ（神経系の一般的な特性）
>   第11章　神経系Ⅱ（中枢神経系）
>   第12章　神経系Ⅲ（末梢神経系）
>   第13章　内分泌系
>   第14章　生殖器系
>   第15章　感覚器系

第1章 細胞と器官（人体を構成するもの）

　"細胞は生命体を構成する最小の単位である"といわれるとおり、胃とか肝臓などのあらゆる器官を解体していくと、細胞にまで分解できる。そのため細胞こそが独自の生命活動を営む、もっとも小さなものだということができる。細胞をさらに分解していくなら、生命の素材である細胞膜やミトコンドリアなどの細胞小器官に解体され、これらはさらに脂質やタンパク質といった、生体を構成する高分子物質に分解されていく。しかし、こうした細胞下の物質はもはや生命機能を営むことはできない。

　解体の手をもっと進めていくなら、生体高分子も炭素、酸素、水素などに分解されて、自然界に蔓延するありふれた原子がその素材となって、生命が作られていることがわかる。

　一説では、人体は60兆個もの細胞からできているという※。しかし、これだけの細胞が雑多に集まったとしても人体ができあがるはずはない。人体が成り立つためには、類似した細胞どうしが、ある一定の論理のもとに配列して、組織というものを作りあげなければならない。そのうえ、いろいろな組織の組み合わせで器官を生みだし、さらには機能の関連した器官が集まって器官系を構成し、器官系の組み合わせによってはじめて人体ができあがってくる。言い換えると、細胞から組織へ、組織から器官へ、器官から器官系へ、器官系から個体へといった具合に、階層的にステップアップして、そのゴールとして生命体ができあがるわけだ。

　この事実は、人間の組み合わせによって会社や学校といった組織が、その集団として社会や国家が、階層的に作りあげられていることと見事なまでに符合している。さらに大きな方へ目を向けると、国家の集合として世界が、地球があり、その延長

※これまで人体を構成する細胞の数は60兆個だといわれてきたが、最近は37兆個程度だとの説が提唱されている。

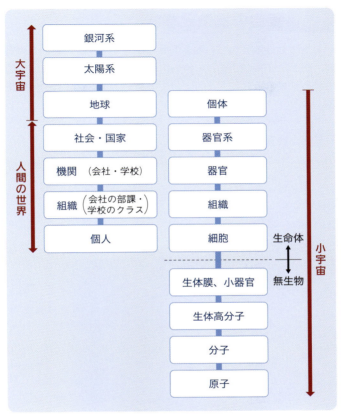

人間を中心にした大宇宙と小宇宙

は宇宙にまで広がっている。星空に広がる宇宙を大宇宙というなら、人体はまさしく小宇宙とよばれるべきであろう。

　この小宇宙に分け入る第一歩として、まず生命機能を営む最小の単位である細胞について理解を深め、次に細胞の集団としての組織、さらには器官へと話を進めていくことになる。

1-1 細胞の構造と機能

　ヒトを含めたすべての哺乳動物のからだを作る一般的な細胞は、直径が10～20μm（1μm＝0.001mm）ほどなので、顕微鏡を使わなければ目にすることはできない。下の図は代表的な細胞の略図である。すべての細胞は細胞膜によって包まれてい

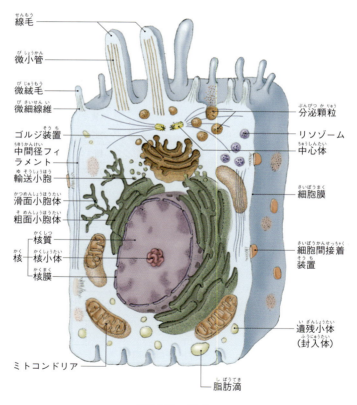

動物細胞の模式図

て、細胞膜が周囲の環境（外界）から細胞の内部環境を隔てる境界になっている。細胞膜に包まれた内部は細胞質であり、ここに細胞核やいろいろな細胞小器官が浮いている。細胞小器官とは、細胞の中でタンパク質やエネルギーの産生、異物の分解といった特有の機能を分担する細胞要素（からだの各器官になぞらえて細胞小器官という）で、これには細胞膜と同質な膜というもので包まれた膜性小器官と、膜とは構造的な関連を持たない要素とがある。その大要を表にまとめてある。

		細胞膜	細胞の外周を境界、周囲環境との相互作用
細胞質の要素		核	遺伝子を収納、DNA、RNAの合成
	膜性小器官	ミトコンドリア	ATP（アデノシン3リン酸）の合成
		粗面小胞体	リボソームが合成したタンパク質を貯蔵・輸送
		滑面小胞体	膜の合成、カルシウムイオンの貯蔵
		ゴルジ装置	細胞内タンパク質の選別輸送、糖タンパク質の成熟
		リソゾーム	異物の分解、老朽化した成分の分解
		ペルオキシゾーム	分子状酸素や過酸化水素の処理
		葉緑体	光合成（植物細胞に特有）
	分泌顆粒		細胞外へ分泌するタンパク質を一時的に貯蔵
	色素胞		メラニンなどの色素を貯蔵
	遺残小体（封入体）		リソゾームが処理しきれなくなった物質の貯蔵
	脂肪滴		脂肪を貯留
	細胞骨格	微小管	細胞形状の保持、物質輸送のレール、線毛運動、細胞分裂時に染色体を娘細胞に分配
		中間径フィラメント	細胞形状の規定
		微細線維	細胞膜の微小領域の運動
	リボソーム		タンパク質の合成装置
	可溶性成分		各種のイオンや可溶性タンパク質

細胞を構成する要素とおもな働き

1-1-1 細胞を構成する物質

細胞はその重量の3分の2以上（約70％）が水である。つまり細胞の主成分は水だということができ、この事実が水のあるところに細胞が、つまり生命が生まれたことを暗示している。残りの3分の1を占める成分として、タンパク質、脂質、糖質、無機質があり、これらが水とともに、生命を生みだす必須の物質である。

タンパク質 細胞が営む機能のすべては、タンパク質が担当しているといっても過言ではなく、生命にとってもっとも重要な物質である。タンパク質はアミノ酸がペプチド結合という方法で長くつながった（平均すると500個ほど）ものである。このアミノ酸は、図にしめすようにアミノ基（$-NH_2$）とカルボキシ基（$-COOH$）を持つ化合物の総称で、R（側鎖とよばれる）の位置にH、CH_3などいろいろな分子が入り、それにより多種類のアミノ酸ができてくる。多種類のアミノ酸があるとはいえ、タンパク質の素材となるアミノ酸は20種類だけに限定されている。

この20種のアミノ酸のうち、生体内では合成することができないため、食物として外から取り入れる必要のあるものを必須アミノ酸といい、ヒトの必須アミノ酸はメチオニン、フェニルアラニン、リシン、トリプトファン、イソロイシン、ロイシン、バリン、スレオニンの8種である。

タンパク質の分子構造 あるタンパク質を構成するアミノ酸を順々に並べたものは一次構造とよばれる。実際の分子では、アミノ酸側鎖どうしの相互作用により一次構造の各領域ごとに、20個程度のアミノ酸がラセン構造（αヘリックス）や平面的

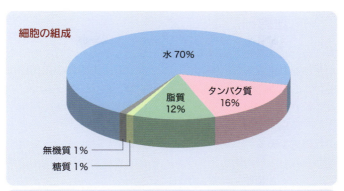

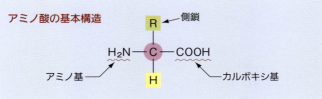

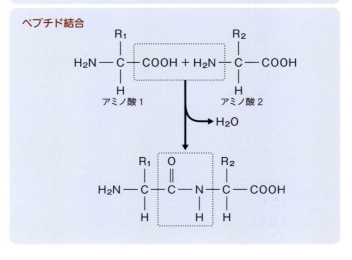

なシート状構造（βシート）などを呈して、二次構造をとるようになる。二次構造をなすこれら領域が水に馴染む領域を外側に向け、水を嫌う部分を内側に引き込むなど、さらに折れたたみが進んで立体的に配置されるようになったものが三次構造で、こうなると分子表面に凹凸など複雑な形状が生まれて、そのタンパク質に固有の機能（たとえば酵素とかチャネル機能など）が発現できるようになる。三次構造をなすタンパク質分子が数個集まって四次構造を形成して、さらに高い機能を発現する例も多い。四次構造を構成する個々の要素（三次構造）をサブユニットとよんでいる。

タンパク質の構造（次ページ図解説）
①あるタンパク質を構成するアミノ酸をそのまま順に並べたものは一次構造といわれる。個々のアミノ酸はアルファベットで略号表記されるので、この略号で記載されることが多い
②実際のタンパク質にあっては、アミノ酸側鎖どうしの相互作用により20個ほどのアミノ酸がグループになって、ラセン構造（αヘリックス）やジグザグに折れ返りながら平面的なシート状構造（βシート）をなすようになる。こうしたものは二次構造といわれる
③さらに二次構造が組み合わさって空間的な三次構造を呈するようになるが、これにはアミノ酸の水への親和性、非親和性による要素が大きい。こうして管状あるいは凹凸といった立体構造を呈するようになると、酵素とかチャネル分子など、そのタンパク質に固有の機能が発現されるようになる
④2〜4個の三次構造が集まって四次構造を形成して、さらに高次の機能を発揮するようになる例も多い

①一次構造（アルファベットはアミノ酸を表記）

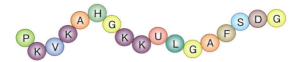

②二次構造

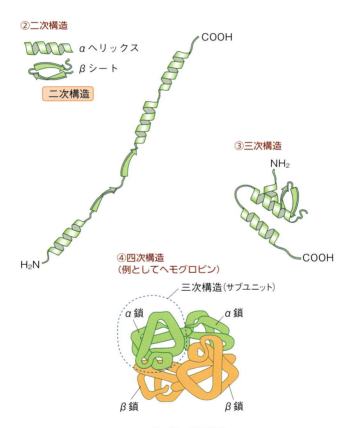

タンパク質の分子構造

脂質 脂質は水には溶けにくいが、エタノールやアセトンなどの有機溶媒に溶けやすいという性質を持つ物質である。脂質の基本になる分子は脂肪酸で、これは長い炭化水素鎖（CH_3-CH_2-CH_2-……）の末端にカルボキシル基（-COOH）を結合している。グリセロールに3分子の脂肪酸が結合したものはトリアシルグリセロールといって、生体内ではエネルギーのもとになるケースが多い。

また、分子内にリン酸基を持つリン脂質や、糖を持つ糖脂質は、細胞膜の重要な成分となる。下の図にはリン脂質の一例であるレシチンの分子をしめすが、グリセロールに2個の脂肪酸（水を嫌う性質ゆえ疎水基とよばれる）とリン酸基を介してコ

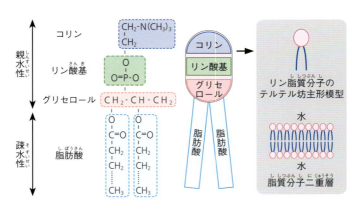

代表的なリン脂質としてレシチン（ホスファチジルコリン）の分子構造
レシチンでは、グリセロールに一方ではリン酸基を介してコリンが結合して頭部を構成し、他方では脂肪酸が結合して足のようになるので、2本足のテルテル坊主のような図が描かれる。頭部は親水性である一方、足部は水を嫌う性質（疎水性）を持つため、この分子は水の環境の中では疎水性の足を相互に向き合わせ、親水性の頭部を水に向けて配置されて分子二重層を作る。こうしてできた脂質二重層が生体膜の分子モデルの基本になる

リンが結合している（この部分は親水性）。このような分子構造より、レシチンなどのリン脂質分子は親水性の頭部から2本の疎水性の足がでたテルテル坊主のような姿で描記される。リン脂質分子が水の環境下におかれると、親水性の頭部を水に向け、疎水性の足部どうしが向きあって脂質分子二重層ができあがる。脂質二重層は生体膜の基本構造である（28ページ参照）。

　下の図にしめすような3個の6員環と1個の5員環とからなる多環構造（これをステロイド環ともいう）を持つ脂質はステロイドと総称され、その代表的なものがコレステロールである。副腎皮質や精巣、卵巣において、コレステロールを素材にして合成される副腎皮質ホルモンや男性ホルモン、女性ホルモンはその化学構造よりステロイドホルモンとよばれる（「第13章　内分泌系」参照）。

ステロイド

コレステロール

テストステロン
男性ホルモン

ステロイド環

ステロイド
3個の6員環と1個の5員環とからなる多環構造（ステロイド環）を持つ脂質はステロイドと総称され、副腎皮質や精巣、卵巣でコレステロールという脂質を素材にして合成される。副腎皮質ホルモンや男性ホルモン、女性ホルモンはその代表的なものである（「第13章　内分泌系」参照）

糖質　糖質は糖分子が構成単位となって、分子量の大きな細胞構成要素になったものである。構成単位である糖には、炭素原子が3個の三炭糖、5個の五炭糖、6個の六炭糖がある。これらの構成単位が1個のままの糖（単糖体）のほか、2〜数個の単糖分子が連結したもの（2個の場合には二糖体、さらに長いものはオリゴ糖）、あるいはもっと長くつながって鎖状をなすもの（多糖体、たとえばグリコーゲンやセルロース）など、多

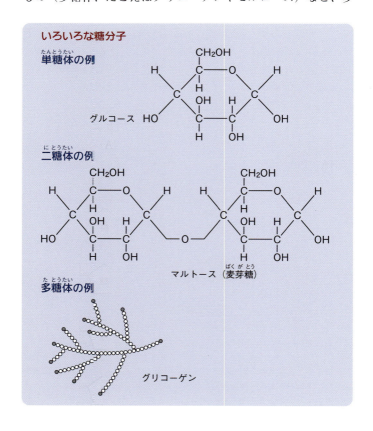

いろいろな糖分子

単糖体の例
グルコース

二糖体の例
マルトース（麦芽糖）

多糖体の例
グリコーゲン

様である。糖質は細胞内のエネルギー源になるほか、タンパク質や脂質に結合して、糖タンパク質、糖脂質を構成する例が多く、これらは細胞膜の構成分として重要なものである。

無機質 細胞は先にあげた高分子物質とは別に、ナトリウム（Na）、カリウム（K）、カルシウム（Ca）、リン（P）、マグネシウム（Mg）など、多種の無機イオンを少量ではあるが含有している。無機イオンは細胞機能の発現のために欠くことのできない物質である。また、骨や歯といった硬組織では、CaやPが細胞の間に沈着して硬さを生みだすもとになっている。

1-1-2 核酸と遺伝子

細胞を構成する重要な物質のひとつに核酸とよばれるものがあり、これにはデオキシリボ核酸（DNA）とリボ核酸（RNA）の2種が区別される。

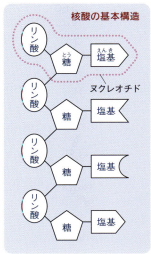

DNA DNAには遺伝の情報が蓄えられているため、遺伝子の本態だということができる。DNAの分子は2本の分子鎖がラセン階段のようにねじれた構造（二重ラセン構造）をとっているが、その片割れである1本鎖では、リン酸と糖、その糖に塩基とよばれる化合物が結合したものが単位（この単位をヌクレオチドという）となって、ヌクレオチドが次々とつながって

直鎖状に長くなっている。

　DNAを作る糖は名前のとおりデオキシリボースであって、後に述べるRNAの糖がリボースである点で大きな相違がある。また塩基とは窒素を含む環状化合物の総称であるが、DNAの塩基にはアデニン（A）、グアニン（G）、チミン（T）、シトシン（C）の4種がある。

　2本鎖DNAのもう一方の片割れも、ヌクレオチドが鎖状に長くなっているが、糖に結合している塩基は、2本鎖の片側にAがあるとその相方のヌクレオチドは常にTが、GにはCが向き合って結合している。つまり、Aの相補的な塩基はT、Gの相補塩基はCで、その逆も成り立つわけだ。そのため、片側の分子鎖にA、G、T、Cと並んでいれば、反対側（2本鎖の相手方を相補DNA鎖という）ではT、C、A、Gと並んでいて、鋳型の関係をなしている。

RNA　RNAは、DNAの機能を補佐する働きを持ち、DNAと同様にヌクレオチドのつながったものである。しかし、1本鎖のままであること、ヌクレオチドのチミン（T）に相当する塩基として、ウラシル（U）が利用されていることがDNAとの大きな違いである。またRNAの糖がリボースといわれるものであるのに対して、DNAの糖は一部の水酸基から酸素が抜けたリボース、つまりデオキシリボース（デオキシとは酸素がはずされたという意味）である点も差異のひとつである。

　RNAはDNAが持つ遺伝子情報にもとづいて、タンパク質を合成する各段階で作動しているが、リボソーム（タンパク質合成装置として働く小粒）の成分となるrRNA（リボソームRNA）、遺伝子情報のコピーで、その情報をリボソームにまで運ぶmRNA（メッセンジャー RNA）、タンパク質合成に際してアミノ酸を運ぶ役をするtRNA（運ぶ〈 = transfer〉RNAな

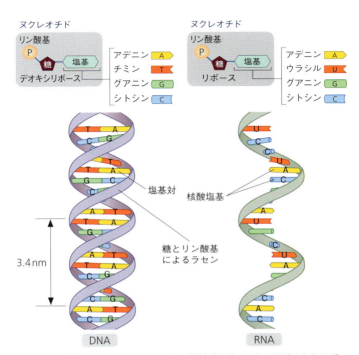

核酸の構成単位であるヌクレオチドは五炭糖（リボースまたはデオキシリボース）にリン酸基と塩基が結合したものである。DNAに利用される五炭糖はデオキシリボースで、それゆえにデオキシリボ核酸の名前がある。ヌクレオチドの塩基とは窒素を含む環状化合物の総称で、DNAにはアデニン（A）、チミン（T）、グアニン（G）、シトシン（C）の4種の塩基が利用されている。RNAではチミンの代わりにウラシル（U）が利用される。

ヌクレオチドの糖とリン酸基が相互に連結して鎖状に長くなるが、DNAではヌクレオチド鎖が2本向き合って、全体として3.4nm（1nm＝0.001μm）で1周するラセンを描いており、これが二重ラセン構造とよばれている。このとき、2本鎖の一方の塩基がAなら対応する相手方のヌクレオチド鎖は必ずTが、GにはCが向き合っている。そのため、一方の塩基の順が決まると他方の塩基の配列は自動的に決まってくるという特徴がある。つまり片側のヌクレオチド鎖に……A、G、T、C……と並んでいると相補鎖には……T、C、A、G……と並ぶことになる

のでトランスファーRNAという）などがある（詳細は25ページ図と27ページ図参照）。

遺伝情報をもとにタンパク質を合成するしくみ

　遺伝の情報とは、合成するタンパク質の設計図のことで、この設計図がDNA分子の中に記録されている。タンパク質は20種もあるアミノ酸が次々に連結したものであるから、遺伝情報はどのアミノ酸をどんな順でつなげて、どんなタンパク質を作りあげるかを指定する設計図だということができる。

　あるタンパク質を合成しようとするとき、DNA分子の中のそのタンパク質の遺伝子となる領域で向き合っていた塩基どうしの結合がはずれて、二重ラセン構造がほどけてくる。露出されたDNA鎖の塩基には、RNAの塩基が向き合う形で新たに合成されてきて、DNAの塩基配列とちょうど相補の関係にあるRNA（正確にはmRNAという）ができてくる。

　DNAの分子に並ぶ塩基では、その3個の配列がひとつのアミノ酸に対応している。たとえば、DNA鎖上に……TACCCG……と並んでいるなら、TACはmRNAに相補な塩基としてAUGと転写されて、これがメチオニンというアミノ酸を、その次のCCGはmRNAにはGGCと転写されてグリシンというアミノ酸をつなげなさいという情報になっている。

　こうして見てくると、DNAの設計図は戸籍の原本のように考えることができる。膨大な設計図の中から、いま必要とするほんの一部分だけをmRNAにコピーして、この抄本を使ってタンパク質合成を実行させているわけだ。DNAは紫外線や放射線により損傷を受けやすいので、この弱点を補っていつまでも変異のないDNAを維持させるうえで、きわめて巧妙なしくみだということができる。

　抄本のRNAはDNAからの情報を送り届けるという意味より

m（メッセンジャー）RNAとよばれる。DNAの情報をmRNAにコピーする（この現象は転写といっている）にあたって、RNAポリメラーゼという酵素が作用する。ポリメラーゼとは短い分子を長く重合させる（polymerize）酵素という意味である。

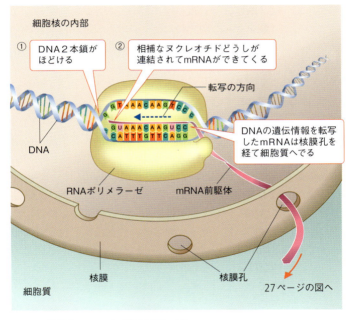

DNAの情報をmRNAに転写するしくみ
① 合成すべきタンパク質の遺伝子を組み込んだ部分でDNAの2本鎖がほどける
② 露出した1本のDNAの塩基に相補な塩基が向き合うように並んで、mRNAがコピーされてくる。この反応はRNAポリメラーゼという酵素により進行され、できあがったmRNAは核膜孔を経由して細胞質にでる

細胞核の中でDNAの情報（先の例でいうなら……TACCCG……）を転写されて生まれたmRNA（……AUGGGC……）は、核膜孔を通過して細胞質へやってきて、そこでタンパク質合成装置であるリボソームに結合する。リボソームは細胞質に存在する直径20nmほどの粒状体で、RNAとタンパク質からできている。リボソームの中ではmRNAが持つ情報に従って、AUGに相補なUACを分子の一端に持つtRNAが結合する。一端にUACを持つtRNAの他端には、メチオニンというアミノ酸がついているため、リボソーム上で合成途上のアミノ酸鎖には、このメチオニンが追加される。さらに、mRNAのGGCをもとに、グリシンを結合したtRNAが拾われて、アミノ酸鎖にグリシンがつながれていく。

　こうして新しいアミノ酸鎖は逐一成長していくのだが、mRNAが持つ情報に従ってアミノ酸をつなぎ合わせて、タンパク質を合成する作業を遺伝情報の翻訳とよんでいる。DNAの情報を日本語だとするとmRNAの英語に転写して、リボソーム上ではこれを再び日本語に翻訳しているわけだ。mRNAの3種の塩基の組み合わせがどのアミノ酸に対応するかは、すでに明確になっていて、分子生物学の教科書には一覧表でしめされている。

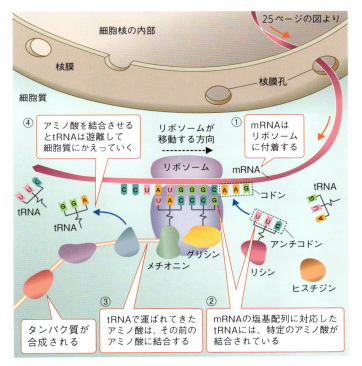

翻訳の模式図

①細胞質にでてきたmRNAはその一端からリボソームに結合する
②リボソームでは、mRNAの塩基配列を3個ずつ読みとって（図の場合はAUG）、そこに相補的な3塩基（図の場合はUAC）を持つtRNAを結合させる
③UACを持つtRNAにはメチオニンが結合しているので、これが合成途上のアミノ酸鎖に結合されていく
④次のGGCについても同様にCCGを持つtRNAを結合させる。CCGを持つtRNAにはグリシンがついているため、グリシンがアミノ酸鎖に追加される。このようにしてmRNAが持つ情報は翻訳されて、アミノ酸鎖が次第に長くなる

1-1-3 生体膜と分子模型

細胞の外周は細胞膜で囲まれている。細胞膜は7〜10nm（1nm = 0.001μm）ほどの厚さで、電子顕微鏡でやっと確認することができる。また、細胞の中にも細胞膜と同質な膜で包まれた多種の小器官（ミトコンドリアや小胞体など膜性小器官と総称される）が分散している。膜性小器官を作りあげる膜も、細胞膜も、細胞を構成する膜はひとまとめにして生体膜とよばれる。生体膜はタンパク質と脂質の分子からできている。細胞の研究に電子顕微鏡が導入された最大の功績は、生体膜の実態を明らかにしたことだといっても過言ではない。

生体膜を作る脂質分子には、水に親和性を持つ（親水性という）部分と水を嫌う（疎水性という）部分とがあり（18ページ図参照）、分子の疎水性部どうしを向き合わせて配列するた

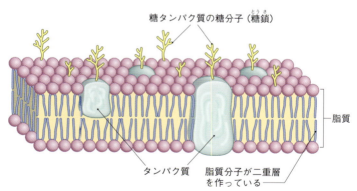

膜の分子模型に関する流動モザイク説
細胞を作るすべての膜（生体膜と総称する）ではリン脂質分子が二重層をなして配列し（脂質分子二重層、18ページ図参照）、そこにタンパク質が組み込まれている。細胞膜のタンパク質は多糖体の分子を結合した糖タンパク質の形をとるものが多く、この糖分子（糖鎖ともいう）が細胞膜表面に露出している

め、2層構造をなしていて、これが生体膜の基本的な骨組み（脂質分子二重層という）である。リン脂質は生体膜の主要な脂質分子であるが、この分子の親水性部にリン酸が含まれている。そのほか、脂質二重層を作る脂質には糖脂質もある。これは親水性部に糖分子を含んでいる。生体膜のもう一方の素材であるタンパク質は、脂質分子の間に埋め込まれるように配置されていて、生体膜の営むいろいろ重要な機能は、これらのタンパク質によって発揮されている。

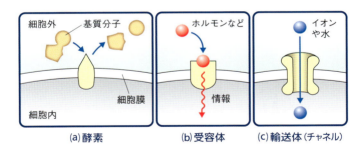

(a) 酵素　　(b) 受容体　　(c) 輸送体（チャネル）

生体膜の機能を決めるのはタンパク質
生体膜に埋まるタンパク質が膜の機能を決定する。膜タンパク質は、酵素とか受容体とか輸送体として働く。酵素（a）なら、基質分子に酵素作用により分解等の化学変化を加え、受容体（b）ならホルモンなどの物質と特異的に結合して細胞内への情報を発信する。また、輸送体（c）の場合には筒状をなすタンパク質のチャネルを通してイオンや水の輸送がおこなわれる

> **コラム** 膜という用語
>
> からだの中にはいろいろなところで"膜"という言葉がでてくる。本章で述べている生体膜は細胞を構成する膜で、厚さが7〜10nmほどしかないため、電子顕微鏡でなければ解像できない。しかし、本書を読み進めていくと、細胞の周囲にあって光学顕微鏡でも見ることができる膜（たとえば基底膜）、器官を風呂敷のように包んでいて肉眼的にもわかる膜（筋膜、胸膜など）、筋肉自体が非常に薄くなっていて膜状を呈するケース（たとえば横隔膜）など、随所にいろいろな膜がでてくるので、混乱しないように注意が必要である。要するにシート状になにかを包み込んでいる、あるいはなにかを隔てている薄層状のものは膜と称されるのだが、この"薄い"という基準が電子顕微鏡、光学顕微鏡、肉眼と、観察の手段に応じて異なるわけだ。

1-1-4 細胞質に分散するいろいろな膜性小器官

ミトコンドリア　直径が1μmほどの小粒で、外周を包む外膜とその中に閉じ込められた内膜と、内膜の中身である基質とからできている。ミトコンドリアは、細胞活動に必要なエネルギー源であるATP（アデノシン3リン酸）を合成する装置である。核が持つ遺伝子とは別に、独自の遺伝子を持つことが特徴である。分裂により増殖する能力もある。

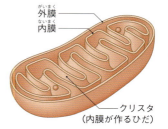

ミトコンドリアの模式図

小胞体　生体膜でできた平たい袋が積み重なったものと、小さな管状構造をとるものとの2群がある。前者にはリボソームと

いうタンパク質合成装置である小粒が付着していて、粗面小胞体とよばれる。付着したリボソームにより表面がざらざらして見えるというのがその名前の由来である。粗面小胞体はリボソームが合成したタンパク質をその内部に貯蔵し、ほかの場所へ輸送する働きを持つ。後者にはリボソームは付着していないため、表面が平坦な印象を与える。そこで滑面小胞体とよばれ、これは脂質の合成やカルシウムイオン（Ca^{2+}）を貯蔵する働きがある。なお、リボソームはRNAとタンパク質からなる直径20nmほどの小粒で、タンパク質合成装置として機能している。

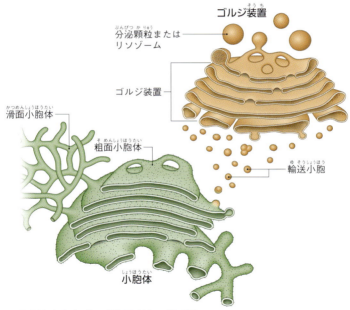

小胞体（下）とゴルジ装置（上）の模式図
粗面小胞体からちぎれ落ちた輸送小胞の中には合成されたタンパク質がつまっている。この輸送小胞がゴルジ装置に送られる。粗面小胞体の表面についている小さな点はリボソームをしめす

ゴルジ装置　小胞体と同様に膜でできた平たい袋が何層にも積み重なったもので、粗面小胞体で作られたタンパク質を受けいれて、糖タンパク質として成熟させる働きを持つ（31ページ図参照）。また、これらのタンパク質を細胞内で利用するものと、細胞外に放出するものとに選り分けて、目的地へ向けて送りだす役割を持つ。細胞の中には、工場や消費地があって、原材料や製品、あるいは産業廃棄物ともいうべき老廃物は、縦横に敷かれたハイウェーに乗って、行き先を間違えることなく的確に運ばれている。タンパク質をはじめとする細胞内物質を目的地へ向けて正確に送り届けるしくみを選別輸送という。

リソソーム　直径0.8μmほど（ミトコンドリアよりはひとまわり小型）の袋で、この袋が生体膜でできている。リソソームの中には酸性域で活性をしめす分解酵素が貯蔵されていて、この分解酵素を使って、細胞内にできた老朽成分や、細胞の外から入ってきた異物の分解にあたる。

　2016年にノーベル生理学・医学賞を受賞された大隅良典・東京工業大学栄誉教授は、老朽化した細胞成分の分解やリサイクルに作用する1群の遺伝子を明らかにした。それにより、自己融解（オートファジー）という現象は細胞が生存を続けるうえで必須の能動的な活動である、という認識が深まった。

ペルオキシゾーム　リソソームよりやや小型の小粒体で、過酸化水素を処理する働きを持つカタラーゼという酵素を含む。細胞内にはいくつもの酸化酵素があって、物質の処理にあたっているが、その過程で過酸化水素を発生する場合がある。過酸化水素は細胞毒なので、発生したら直ちに分解する必要があり、その役割を分担するのがカタラーゼを含むペルオキシゾームである。

葉緑体　植物細胞に固有なもので動物細胞には存在しない。光合成をおこなう小器官である。

リソゾーム（水解小体）の模式図
左は、細胞内で作られたままの一次リソゾームの例。右は異物を処理しつつある二次リソゾームの例

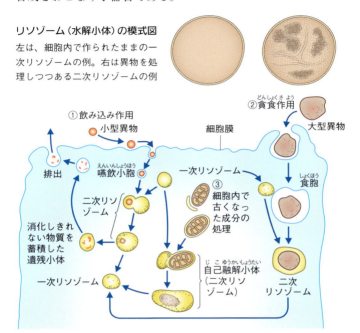

細胞による物質の取り込みとリソゾームによる分解
①飲み込み作用：ウイルスなどの小型の異物
②貪食作用：細菌などの大型の異物
③細胞内に発生した老朽成分の処理（自己融解、またはオートファジー）：
　老朽成分を小胞体が包む。ここにリソゾームが融合して分解にあたる

1-1-5　細胞核の構造と機能

　わたしたちのからだを作るほとんどの細胞は1個、ときに2個あるいはそれ以上の核を持っていて、その中に遺伝子である

DNAを収納している。細胞核は核膜によって細胞質から仕切られているが、核膜にはたくさんの小さな穴（核膜孔あるいは核膜小孔）が開いていて、核膜孔を経由して核内と細胞質との間の物質の移動がおこなわれる。核膜は粗面小胞体からできたものである。

核を顕微鏡で見ると、色素で濃く染まる領域がいくつもの集塊を作っているのがわかる。この濃く染まる部分を染色質というが、酸性に荷電しているDNAがこの部分に集積しているため、塩基性の色素（顕微鏡標本の作製にはヘマトキシリンという青い色素がよく使われる）でよく染まるわけである。また核には塩基性色素で濃染する球状の小体（核小体）もあって、ここではリボソームの合成がおこなわれている。染色質は核膜の内側に集団をなして存在するが、核小体の周囲にもまつわりついている。また、細糸状のものは核の全域にわたって分散している。なお、細菌などの下等な細胞では核膜が発達していないので、DNAは細胞質内に分散している。核膜が発達していない細胞は原核細胞とよばれ、核膜を持つ真核細胞よりも下等なものと考えられている。

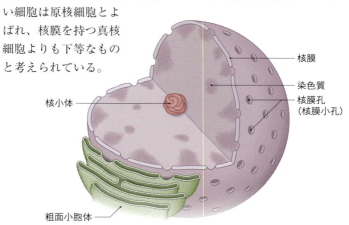

細胞核の構造

1-2 その他の細胞質成分

細胞膜で包まれた細胞の内部は細胞質とよばれるが、先にあげた核や小器官などの細胞要素は細胞質に浮遊したものである。これらの細胞要素のほか、以下にあげるものも細胞質に浮遊していて、細胞機能に重要な機能を営んでいる。しかし、生体膜で包まれていないため、膜性小器官とは区分される。

1-2-1 細胞骨格

細胞内には電子顕微鏡でやっと解像できる程度の、細い線維状の物質が分散している。これらは細胞の骨組みに相当するということより、細胞骨格と総称されている。細胞骨格は細胞形状の維持ばかりではなく、小器官の位置決めや細胞内の物質輸送にあたる線維状タンパク質

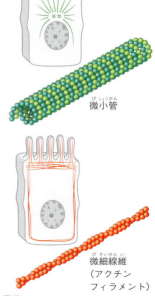

微小管

中間径フィラメント

微細線維（アクチンフィラメント）

3種の細胞骨格

で、その中には微小管、中間径フィラメント（太さゆえに10nmフィラメントともよばれる）、微細線維（アクチン分子からなるのでアクチンフィラメントあるいはマイクロフィラメントの名前もある）の3者がある。

微小管は細胞分裂にあたって、染色体を娘細胞に分配する働きを持つほか、線毛運動や精子の尾のムチ振り運動の担い手である（68ページZoom up参照）。また細胞内の物質がある部位から別の部位へと輸送されるにあたって、微小管がレールになるケースもある。

中間径フィラメントには細胞の形状を規定する働きがある。

微細線維はアメーバ運動のように細胞膜の微小領域の運動にかかわるが、筋肉の細胞では筋タンパク質のひとつとして収縮にかかわる。

1-2-2 その他の成分

このほか細胞質には消化しきれなくなった異物を貯蔵する遺残小体（封入体ともいう）、細胞が分泌する物質を入れた小さな袋である分泌顆粒、輸送小胞、脂肪滴、糖分の貯蔵体であるグリコーゲン粒子なども含まれる。

1-3 細胞におけるタンパク質の輸送と放出

　DNAが持つ遺伝情報にもとづいて合成されたタンパク質は、もしその細胞の成分、たとえばミトコンドリアを構成するタンパク質であるならミトコンドリアへ、核で利用されるタンパク質なら核の中へと、行き先を間違えることなく運ばれていく。こうした細胞自体が利用するタンパク質は、細胞質に浮遊しているリボソーム（自由リボソームという）が合成している。

　ところが、それが細胞の外に分泌されるタンパク質、細胞膜のタンパク質、リソゾームのタンパク質である場合には、様相が少し異なる。これらのタンパク質を合成するためのmRNAには、その先端部分にある特殊なアミノ酸配列を指定する信号を持っていて、このアミノ酸配列が信号になって小胞体膜に結合する。そのため、できあがったタンパク質は小胞体の内腔へと送られて、その中に蓄積される。つまりタンパク質自身、言い換えると遺伝子に宛名が書かれていて、それに従って小胞体の中に入っていくわけだ。DNAの設計図は行き先までも指定していることになる。こうしたことより、粗面小胞体とは小胞体膜にリボソームを結合させて、合成過程のタンパク質を小胞体腔に送り込んでいる状態と見ることができる。

　また、小胞体に付着して粗面小胞体を形成しているリボソームは膜結合

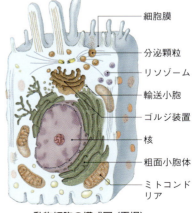

動物細胞の模式図（再掲）

細胞膜
分泌顆粒
リソゾーム
輸送小胞
ゴルジ装置
核
粗面小胞体
ミトコンドリア

型リボソームといわれる。こうして粗面小胞体の中に入ったタンパク質は、次ページ図にしめすような直径が100nmほどの小さな小袋、つまり小胞（輸送小胞）に詰められて、小胞輸送という方式によってゴルジ装置へ送られていく。ゴルジ装置の中を経由する間に、タンパク質は糖タンパク質として次第に成熟してくる。

　最終的に完成した糖タンパク質は再度、小胞に詰められてゴルジ装置を後にしてリソゾームへ、あるいは分泌顆粒へ送られる。分泌顆粒とは細胞外へ放出されるタンパク質を一時的に貯蔵する袋で、消化酵素や多くのホルモンはこうした顆粒に詰め込まれて運ばれている。

　分泌顆粒に貯蔵されたタンパク質は、細胞に分泌を促す指令がくると開口分泌という方式によって、内容物だけが細胞外に放出される。開口分泌にあたっては、分泌顆粒の膜部分は細胞膜の一部に組み込まれるだけで、細胞の外に放出されることがない点に注目していただきたい。

粗面小胞体で合成されたタンパク質が運ばれる経過（次ページ図解説）

（Ⅰ）粗面小胞体におけるタンパク質の合成：リボソームが合成したタンパク質は小胞体の膜を通過してその内腔に送りだされる

（Ⅱ）小胞輸送の経過：①粗面小胞体の端からタンパク質を充満させた直径100nmほどの小胞（輸送小胞）が出芽して、②これがゴルジ装置に向かう。③小胞はゴルジ装置の膜に付着して接合部が切れて（この現象を開口という）、内容物だけがゴルジ装置の内部に送られていく

（Ⅲ）ゴルジ装置内の輸送：ゴルジ装置の層板内を順次通過し、この間にタンパク質は糖タンパク質として成熟する

（Ⅳ）分泌顆粒の形成と開口分泌：成熟したタンパク質は再び小胞に詰め込まれてゴルジ装置を離れる。a ①小胞は相互に融合して大きな分泌顆粒へと育っていく。②細胞に分泌の刺激がくると分泌顆粒は細胞膜に融合して開口する。こうして内容物だけが細胞外に放出される（開口分泌）。b ゴルジ装置をでた小胞の中にリソゾームの酵素が入っている場合、これらが相互に融合してリソゾームとなる

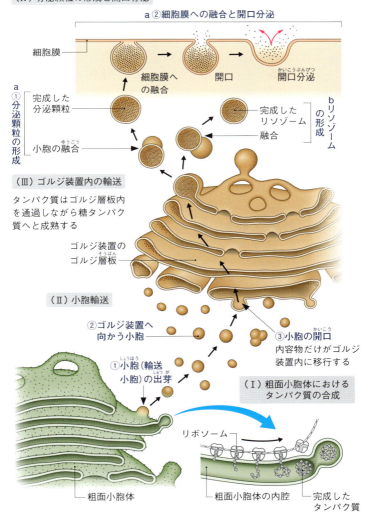

粗面小胞体で合成されたタンパク質が運ばれる経過

1-4 細胞による物質の取り込み

　細胞は絶えず細胞の外にある物質を細胞内に取り入れ、また産生した高分子物質あるいは老廃物を細胞の外へと吐きだしている。こうした活動は細胞がおこなう基本的な生命活動のひとつである。細胞内に物質を取り入れる、あるいは吐きだすということはなんらかの形で細胞膜を通過することを意味する。本項では細胞膜を横切る物質の出し入れのしくみについて考えるが、それにはイオンなどの分子量の小さな物質と、タンパク質やウイルス、細菌、細胞の破断片といった高分子物質や生体物質とでは異なるメカニズムが作動している。

1-4-1 低分子物質の出し入れ

　細胞膜が脂質分子二重層を基本にした構造を採っていることは、これまで述べてきた。脂質やステロイドホルモン（詳細は19ページ参照）など、脂溶性の分子は、単純な拡散によって脂質分子二重層を通過できるので、特段の困難はない。ところが水やイオンの透過性は非常に低いので、その実行のためにはなんらかの仕掛けが必要になる。このとき、活躍するのが細胞膜に配置されている輸送体分子である。

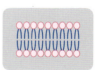

脂質分子二重層（模型図）

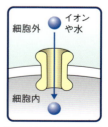

輸送体分子の例（再掲）

　輸送体分子にはいくつもの種類があるが、すべてに共通するのは、①膜に組み込まれたタンパク質であること、に加えて②各輸送体はある特定のイオンまたは

分子だけを通過させるように専門化していること、の2点である。そのため、輸送体分子には水分子だけを専門に通す水チャネル、Kイオン専門のKチャネル、グルコースだけを通すグルコース輸送体といった具合に、通過させる物質に応じた名称がついている。

　輸送される分子が、濃度の高い方から低い方へ向けた輸送で

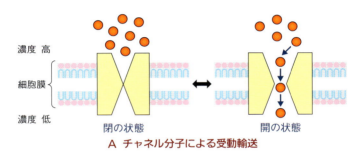

A　チャネル分子による受動輸送

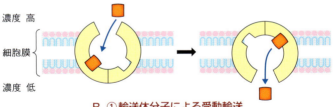

B　①輸送体分子による受動輸送

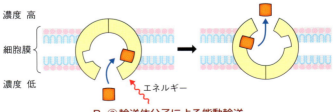

B　②輸送体分子による能動輸送

ある場合には受動輸送というが、逆に濃度の低い方から高い方へ向けて輸送される場合もある。これは能動輸送とよばれ、能動輸送にあたってはエネルギーの消費が必要で、動物細胞ではそのエネルギー源としてATPを利用する(ATP駆動ポンプといわれる輸送体がその例)が、光のエネルギーを消費する場合(光駆動ポンプといわれる)、イオン濃度の勾配を利用するケース(電位依存型という)もある。

輸送体分子はその輸送のしくみに応じて、大きく2群に分けることができる(41ページ図参照)。そのひとつがチャネルとよばれるもの(図A)で、これは弁のついた管のような構造を想像すると理解しやすいだろう。弁の開閉によって輸送の対象物を一方向にのみ通過させるのだが、弁の開閉はホルモンなど細胞外からの刺激によるほか、細胞内のいろいろな条件によって巧妙に調節されている。

もうひとつのグループは膜内輸送体(図B)で、輸送体分子には輸送する物質だけが特異的に結合できる部位があって、その結合に応じて分子の形状に変化が生じて物質を一方向に輸送している。受動輸送の場合(図B①)には輸送される分子の結合により輸送体分子の構造変化がおきるが、能動輸送の場合(図B②)には、輸送される物質の結合に加えて、分子構造の変化がおきるためにエネルギーが必要になってくる。

図Bの輸送体は単一の物質を一方向に輸送するものを例示したが、もうひとつの相手方になる分子を連れそって2種の分子を同時に輸送する輸送体分子もある。この場合、2種の分子が同方向へ輸送されるもの(同方向共役輸送体、例:ナトリウムイオンNa^+とグルコースを同時に細胞外から細胞内へ輸送するNa–グルコース共役輸送体)や両者を相互に反対の方向へ輸送させるもの(逆方向共役輸送体、例:ナトリウムイオンNa^+を細胞外へ、カリウムイオンK^+を細胞内へ輸送するNaポンプ)がある。

1-4-2 高分子物質の出し入れ

　タンパク質とかウイルス、あるいは異物など、膜タンパク質分子が持つ小孔よりもっと大型のものは電子顕微鏡下に目視できる輸送法がとられている（44ページ図参照）。

　細胞に取り込まれる物質が細胞の近くへくると、細胞膜に接着する。すると細胞膜には小さなくぼみが生じて、その物質を入れた小胞となって細胞内へちぎれ落ちてくる。やがてこの小胞（ものを飲み込んだ小胞という意味で嚥飲小胞ともいう）はリソゾームに融合してリソゾームの酵素で分解されていく。このような物質の取り込み法は飲み込み作用（別名エンドサイトーシス）とよばれ、文字どおり細胞が一気に飲み込んだわけだ。

　ウイルスよりもっと大きな細菌を飲み込む場合にも同じメカニズムが作用する。しかし、この場合は飲み込むというよりは、食べ込むというニュアンスを込めて貪食作用という。このときできる小胞は食胞とよばれるが、ただサイズが大きなことだけが相違点で、それ以降リソゾームで分解されていく処理法は同じである。

　飲み込み作用や貪食作用の第一歩は、物質と細胞膜との接着であることに注目してもらいたい。細胞は食べたい、あるいは飲みたい物質を細胞膜に接着させるが、食べたくないものは接着させないのである。言い換えると食べたいものに対する受容体を細胞膜に持っていて、獲物がその受容体に結合することが貪食作用の出発となるわけだ。そのため、受容体の有無が好き嫌いの要因となっている。

　たとえば、ウイルスによっては神経細胞に好んで感染するものや腸管の細胞に感染するといった差異がある。こうした差異は細胞膜が持つウイルスに対する受容体の差異によって説明できる。

こうした受容体との結合にもとづく取り込み作用とは別に、細胞は小さな突起をだして、周りの水を飲み込むような運動をしている場合もある。この場合には好き嫌いもなく、たまたまその手にひっかかったものが細胞の中に取り込まれていく。

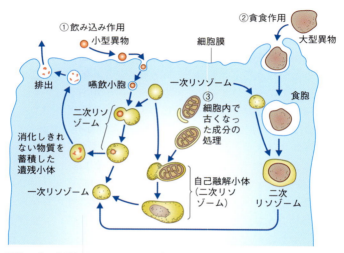

細胞による物質の取り込みとリソソームによる分解（再掲）
①飲み込み作用
②貪食作用
③細胞内に発生した老朽成分の処理
飲み込み作用や貪食作用で細胞内に取り込まれた異物、あるいは細胞内に生まれた老朽成分には一次リソソームが融合して、リソソームの酵素により分解がおこなわれる。一次リソソームが融合して分解の途中にある小体は二次リソソームといわれ、すべてを分解するともとの一次リソソームに戻って再利用される。もし、分解しきれない物質があると、そのまま細胞内に遺残小体となって蓄積されたり、細胞外に排出される

1-5 細胞の分裂と分化

"細胞は細胞から"とは、ドイツの大病理学者ウイルヒョウの金言である。無から細胞が生ずることはなく、常に既存の細胞の分裂によって生まれてくることを意味している。同時に細胞が数を増やすのもまた分裂による。本項では細胞の分裂する様子を簡単に見ていくこととする。多細胞生物の細胞分裂では、後述するように微小管の細糸ができてきて、染色体を両極に引き分けるプロセスによるのが一般的なので、有糸分裂といわれ、これがここで扱われる。例外的に細胞体がふたつにちぎられる例があって、こうしたものは無糸分裂といわれる。

細胞分裂の経過は分裂の途上にある分裂期(有糸分裂MitosisのMをとってM期)と、それに引き続いて次の分裂に備える分裂間期に大きく2区分され、この両者が周期状に繰り返されている。

分裂間期では、タンパク質や脂質など自己の成分を合成して細胞は次第にサイズが大きくなってくる(この段階をDNA合成前期またはG₁期という。分裂期と分裂期の間隙GapのGをとっている)。

次いで、DNAの合成が開始されてDNAは2倍量となる(この段階を合成SynthesisのSをとってS期という)。すると、分裂の準備をする短い

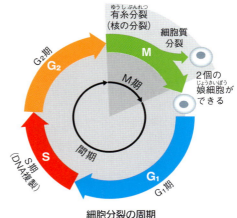

細胞分裂の周期

段階(DNA合成後期あるいはG_2期)をはさんで、分裂期(M期)に入っていく。

G_1期にある細胞では、DNA分子は相互に向き合ってラセン構造をなす2本鎖になっているが、S期になるとDNAの2本鎖(親鎖)が一端から次第にほどけて、ふたつの1本鎖に解離する。ほどけると同時に、各々の1本鎖の塩基に相補的な塩基が向き合うように新しいDNA鎖(娘鎖)が合成されて、2組の2本鎖DNAとなってくる。DNAの合成にはDNAポリメラーゼという酵素の働きが大きい。

こうしてDNAの合成が完了すると細胞は2倍量のDNAを持つようになって、しばしのG_2期を経て分裂期(M期)に入る。

分裂期(M期)にある細胞を顕微鏡で観察して

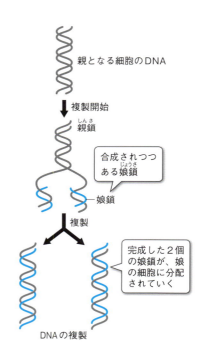

DNAの複製

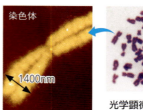

1本の染色体の原子間力顕微鏡像

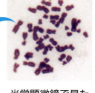

光学顕微鏡で見たM期細胞の染色体
1個の細胞が持つ46本の染色体。これを大きさの順に並べたものが次ページ図

認められる最初の徴候が染色体の形成である。細胞核内で染色質を作っている長いDNAの細糸は次第に複雑に折れたたまれて染色体ができてくる。1本の染色体では、アルファベットのXのように、2個の染色分体（Xの片割れをいう）が動原体（染色体の中央にあるくびれ部分）で結びつけられたような形状をしている（前ページ写真参照）。

　細胞分裂に際して染色体が娘細胞に分配されるとき、この動原体が微小管の結合点になって、微小管の短縮により染色分体を2個の細胞に分配していく。ヒトの体細胞の場合、2本で1組となる染色体（この2本の染色体を相同染色体という）が合計22組、つまりヒトの細胞なら男女とも44本の常染色体、そ

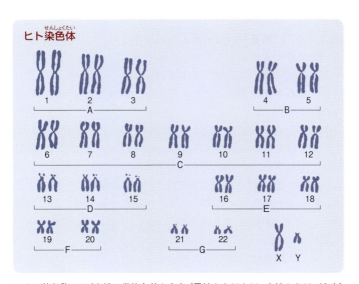

ヒトの体細胞には22組の常染色体と2本（男性ならXとY、女性ならXが2本）の性染色体がある。各組の常染色体は同じサイズの2本（相同染色体という）が対をなしていて、相同染色体の一方は父親に、他方は母親に由来する

れに男性ならXとY、女性なら2本のX染色体（これらは性染色体という）の合計46本ができてくる。

DNAの複製に引き続くそれ以降の分裂様式は、一般の細胞（体細胞という）がおこなう体細胞分裂と、精子や卵子を生みだす場合の減数分裂の2つの様式がある。

1-5-1 体細胞における分裂の様式

体細胞とは生殖細胞（精子や卵子、それらを生みだす細胞）以外のすべての細胞、つまり全身を作っている一般の細胞を指している。

体細胞では、DNAの合成が終了してM期に入ると、まず核膜が溶解し染色体は細胞の中央の面（これを地球にたとえて赤道面という）にきれいに並ぶようになる。このとき細胞の中心子（微小管の留め具ともいうべき構造体で、ここから微小管が伸びだしている）も複製されて2個になり、それぞれが細胞の両極（これもまた地球にたとえて北極、南極という）に近い側へ移動する。

中心子から伸びてきた微小管の細糸が染色体の動原体に付着して、これが次第に短縮するため、染色分体がそれぞれの極に向けて分離されていく。同時に細胞の中央部では細胞膜のくびれが大きくなって、次第に細胞は2個の娘細胞に分離していく。染色分体もそれぞれの娘細胞に取り込まれるが、取り込まれた染色分体の周囲に核膜が再び出現してきて、娘細胞の核が完成してくる。

こうして細胞は2個の娘細胞になり、それぞれはまた間期の段階に入る。M期は1～2時間の経過である。

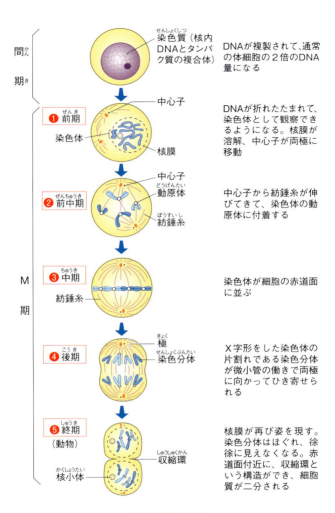

体細胞分裂の流れ

1-5-2 減数分裂の経過

　精子や卵子といった生殖細胞を生みだす際の細胞分裂は、体細胞分裂とはいささか様相を異にする減数分裂（成熟分裂ともいう）という様式による。減数分裂では、1回のDNA合成で2倍量のDNAを持つようになった細胞が、引き続いて2回の細胞分裂（それぞれ第一減数分裂、第二減数分裂という）をおこなって、1個の生殖細胞から半量のDNAを持った4個の精子あるいは卵子を生みだす過程である。第一減数分裂では相同染色体どうしが分離されて娘細胞に送られ、第二減数分裂では各染色体が2本の染色分体に分離して、それぞれが娘細胞に送られていく。そのため、完成した精子や卵子は通常の体細胞の半量のDNAを持つことになる。

　減数分裂においては、第一減数分裂に先駆けて、相同染色体の組み換えという現象がおきることが特異である。これは相同染色体どうしが接近して、その一部を交換する現象で、その結果、父親由来の染色体に母親由来の遺伝子の一部が、また母親由来の染色体には父親由来の遺伝子の一部が組み込まれていくのである。つまり、第一減数分裂で生まれた2個の娘細胞の染色体はそれぞれ父親由来の染色体に一部母親由来の遺伝子を交えたものと、母親由来の染色体に一部父親由来の遺伝子を交えているわけだが、このような交叉が22組のすべての相同染色体間でおきていて、またどの部分で交叉がおきるかは全くの偶然による。こうしたことより、第二減数分裂で生まれてきた4個の細胞では、それぞれが父親と母親との遺伝子の部分どうしの組み合わせになっていて、1個1個は遺伝子的には異なった細胞だということができる。組み換えによって遺伝的に多様な細胞が生まれてくることは、種の存続にとって好都合なことである。

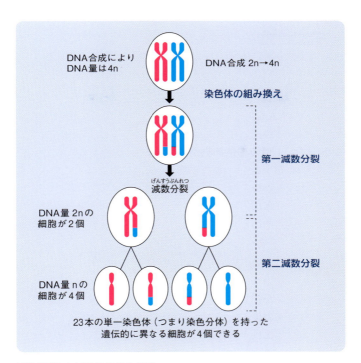

減数分裂における染色体の分配

減数分裂ではまずDNAの合成がおき、DNAは倍量（1個の細胞が持つDNAの総量を2nとすればこの段階で4n）となる。図には相同染色体の1組だけを代表として赤と青でしめしてある（赤は母親由来、青は父親由来の染色体）。続いて相同染色体が併置され、その一部が相互に交叉して染色体の組み換えがおきる。第一減数分裂により、組み換えられた相同染色体がそれぞれの娘細胞に分配されていくため、23本の染色体を持つ細胞（DNA量は2n）が2個できてくる。続く第二減数分裂によって、染色体の片割れの染色分体がそれぞれの孫細胞に分配されるため、DNA量がnの孫細胞が合計4個生まれてくる。これらの4個の孫細胞では、遺伝子は相互に異なっている。精子（n）と卵子（n）の合体により2nのDNAを持った受精卵ができあがる

> **コラム** 兄弟でも顔かたちや性格が違うのはなぜ？

女性の細胞には両親から受け継いだ23本ずつの相同染色体が含まれている。仮に母親から受け継いだ染色体を赤、父親から受け継いだ染色体を青で表すと、この女性が作る卵子には23本の染色体のそれぞれに赤、青のどちらかが入ることになるだろう。するとその組み合わせの数は、赤と青からひとつ選ぶのを23回繰り返すことになるので、$2^{23}=8,388,608$通り、つまりひとりの女性が作る卵には、$2^{23}=8,388,608$通りの染色体の組み合わせがあることになる。

同様にひとりの男性が作る精子にも同じだけの組み合わせがあるので、両者の合一により生まれてくる受精卵の持つ染色体の組み合わせのパターンは$2^{23}\times 2^{23}$にもなり、これはおよそ人体の細胞の数を大幅に超えた天文学的数字である。兄弟姉妹のひとりひとりが持つ染色体のパターン、つまり遺伝子のパターンはこれだけの数がありうる中からのひとつなので、見事に一致する確率はほぼゼロに近いというべきだろう。

そればかりではなく、さらに驚嘆すべき事実がある。精子や卵子ができる途上で染色体の組み換えがおきるということを説明した。つまり赤の染色体の一部に青の染色体がつぎはぎされ、この組み換えは染色体上の全くランダムな位置でおきる。そのため、ある１本の染色体の中に父親譲りと母親譲りが混在することになるので、組み合わせの数は$2^{23}\times 2^{23}$を大幅に超えて、もう計算のしようもないほどになってしまう。

こうして考えてくると、基本的に両親の遺伝子を受け継いでいるとはいえ、個々の遺伝子パターンはどれもが微妙に異なっているため、似たもの兄弟であったとしても、全くうりふたつということはあり得ないわけだ。そのうえ、遺伝子は持っていてもそれが働かないものもあるし、ヒトの体型や性格、能力は生まれてからの環境や経験によっても大きく影響を受けるという面もある。さまざまな要素が複雑にからみあった中で、わたしたちひとりひとりにかけがえのない個性があるわけだ。

1-5-3 細胞の分化

　精子と卵子との合体によって生まれた受精卵は1個の細胞であるが、これは何度も分裂を繰り返すことによって、やがては筋肉にもなれば骨にも、皮膚にも、全身のあらゆる細胞になりうる可能性を秘めている。ある細胞が分裂によって一段前進した細胞へ変化することを分化という。これに対して、分化の前段階にある細胞は未分化細胞とよぶ。そのため、受精卵はもっとも未分化な細胞ということができる。ところが、遺伝子のレベルで考えるなら、同一の個体のものなら、受精卵も神経細胞も全く同じセットの遺伝子を持っているはずだ。なぜなら、あるひとりの人のすべての細胞は、受精卵が何度も分裂を繰り返した結果、生まれてきたからだ。

　それでは、DNAつまり遺伝子は全く同じものを持っているにもかかわらず、分化した細胞と未分化細胞ではなにが違うのだろうか？　そのうえ、分化した細胞では、あるものは骨の細胞だったり、あるものは筋肉だ神経だといった具合に、その様相は全くといってよいほど異なっている。

　未分化細胞では持っている遺伝子のフルセットが少しずつ発現されている。それに対して、分化した細胞ではかなりの遺伝子が眠っている反面、ある特定の遺伝子だけが旺盛に活動している。たとえば、神経細胞の場合には神経細胞としての遺伝子が、骨格筋細胞なら筋タンパク質の遺伝子が活性化されるようになっているというわけだ。

　そのため、多種類のタンパク質を少しずつ合成できる状態（言い換えれば未分化な状態）から、分裂を重ねているうちに、次第にある限られたタンパク質だけを大量に合成するようになる。その一方で、ほかの多くの遺伝子には蓋をかぶせて不活化させるわけで、分化はこのようなしくみで進行する。こうした

遺伝子の活性化、不活性化はDNAが複製されるとき、つまり細胞分裂にともなっておきてくる。また細胞には、分化するに従って次第に分裂能が低下してくるという特性がある。そのため、神経細胞や心筋細胞など、完全に分化した細胞はもう分裂できないので、いったん傷害を受けると、その細胞は廃絶に向かうしか道がない。

1-5-4 幹細胞とはなにか

　ある細胞をAとしよう。多くの場合、A細胞が分裂すると少し分化したB細胞が2個生まれてくる（次ページ図①参照）。同様に、B細胞は分裂してさらに少し分化したC細胞が2個できてくるので、はじめにあったA細胞は分化した4個のC細胞になる。こうしてC細胞はD、E……と分裂を続けながら分化していき、完全に分化した段階まで到達すると、もうそれ以上には分裂することがないため、いずれ死に絶えるだけである。神経細胞とか心筋細胞などはその顕著な例である。

　ところがA細胞が分裂すると、もとと全く同じA細胞が1個と、少し分化したB細胞が1個できることがある（次ページ図②a参照）。B細胞の方は先の場合と同様に分裂によってC細胞に、さらにはD、E……といった具合に、どんどん分化を続けて、完全に分化すると死んでいく。ところが、新たに生まれたもうひとつのA細胞はA細胞とB細胞を作り続ける。言い換えるといつまでも未分化なA細胞を温存していることになる。だから、この細胞の系統は決して途切れることはないだろう。このように分裂によって自分と全く同じ細胞と、もうひとつ異なる細胞を生みだす細胞を幹細胞とよんでいる。細胞の系統を大きな樹木にたとえると、こうした細胞は太い幹の部分に相当して、これの子孫としてより梢の細胞を生みだすと考えて幹細

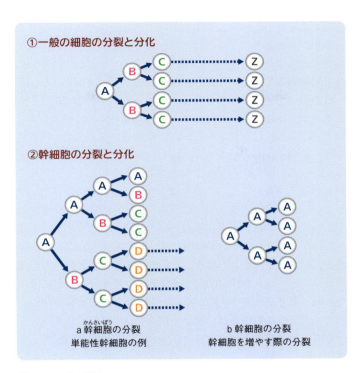

幹細胞と一般の細胞

① 一般に細胞（A細胞）は分裂すると自分とはわずかに異なるB細胞を2個生みだす。その後、B細胞は分裂によりC、D、E、……と分化していき、完全に分化するともう分裂しなくなり、あとは死に絶えるだけである

② それに対して、幹細胞とは分裂により自分と全く同じ細胞（A細胞）と一段分化が進んだB細胞を生みだす能力を持った細胞である。A細胞（幹細胞）が存在する限りB、C、D……は次々に更新されてくるので、枯渇することはなく、いつまでもその組織が維持される（②a）。発生の段階では受精卵あるいはそれから分化してきた細胞を増やす必要があり、この際には細胞（A）から2個の細胞（A）を生みだすような分裂がおこなわれていて、これも幹細胞というべきである（②b）

胞の名前を持つわけだ。発生の段階には幹細胞自体を増加させる必要があり、そのときにはA細胞の分裂により2個のA細胞を生みだしている（55ページ図②b参照）。むろんこれもおおもとの幹細胞である。

　幹細胞についてもう少し詳しく考えてみよう。皮膚をこするとアカがでてくる。アカは表皮の角質細胞の死骸に皮脂やホコリなどが混じったものである。だから毎日何億もの表皮の細胞が死んでアカが作られているわけだ。この欠損はどこかで補充してやらない限り、いずれは表皮がなくなってしまう。ところがきわめてうまいことに、表皮の一番深層に表皮の幹細胞が生きている。表皮幹細胞は絶えず分裂して表皮幹細胞と角質細胞を生みだしている。角質細胞の方はいずれ死に絶えてアカとなってはがれていっても、幹細胞がある限り補充されて、表皮が消え失せることはないわけだ。この幹細胞は表皮だけを生む能力を持つので、単能性幹細胞とよばれる。胃・腸管などの上皮や肝臓・肺といった多くの器官にもこのような幹細胞が棲んでいて、老朽化して失われた細胞の補給をおこなっている。

　いずれ解説するが、血液には赤血球、白血球、血小板など多種類の血球細胞がある（「第7章 血液と血球」参照）。もしかしたらだのどこかで出血がおきると血液は失われてしまう。健康なからだの中でも、血球にはそれぞれ固有の寿命があって、毎日かなりの血球が死に絶えている。そのため、どこかで補充しなければ血球が枯渇するのは目に見えているだろう。ここでも、すべての血球のおおもとになる造血幹細胞（血球幹細胞ともいう）というのが骨髄に棲みついていて、それの分裂によって血球の補充がおこなわれている。造血幹細胞の場合、赤血球、白血球、血小板など幾種類もの血球に分化しうる能力を持っているので、多能性幹細胞とよばれる。受精卵は胎児のあらゆる組織ばかりではなく、胎盤の組織にもなりうるので、行き着く先

はもっとも広範なものになる。それゆえ、受精卵は全能性幹細胞と見なされている。

2012年のノーベル生理学・医学賞は山中伸弥・京都大学教授が受賞された。山中教授は、コラーゲンというタンパク質をせっせと合成するまでに、もうすっかり分化してしまった線維芽細胞を皮膚から取りだし、たった4個の遺伝子を導入することで、受精卵に近いまでの未分化細胞にリセット（初期化）するという偉業に成功したからである。こうして作られたiPS細胞（人工多能性幹細胞 induced pluripotent stem cells）から筋肉や神経の細胞を分化させることができるので、病気などで機能が失われた神経や心臓の細胞を、人為的に代償させられるのではないかと期待されている。

1-6 細胞活動の調節

わたしたちのからだでは膨大な数の細胞のひとつひとつが一致協力して、乱れることなく活動している。それゆえにからだが成り立つわけで、各細胞がてんでんばらばらに活動したのでは、からだの各部の働きが混乱するばかりで、整然とした活動は望むべくもないだろう。たとえば、からだの中に一致協力した指揮系統を無視して増殖する細胞が現れたなら、それはガンであって、いずれ生命を脅かすことになるはずだ。1個の細胞だけで生きている単細胞生物とは異なり、わたしたちのように多くの細胞から構成されている多細胞生物では、各細胞の活動が協調的に調節されていて、全体として統制のとれた活動をおこなうことに大きな特徴がある。多細胞生物では、その中のあるひとつの細胞が次の細胞に影響を与え、それがまた次の細胞へ影響を与える。この連鎖が次々におきて、全体がひとつの大きな回路となって、それによってからだの働きが営まれている

と見てもよい。

　こうした指揮系統として、細胞には神経やホルモンをはじめ、いろいろな信号が送られてきて、個々の細胞はその信号を受け止めて多様な反応をおこしている。細胞が外来の信号を受け止め、それに対応した的確な反応を生みだすしくみは、情報伝達とかシグナル伝達ともよばれる。本項ではこのしくみの概要を見ていくことにする。具体的な事例は神経や内分泌の項でも解説するので、あわせて「第10章　神経系Ⅰ」や「第13章　内分泌系」も参照していただきたい。

1-6-1 リガンドと受容体

　いま、信号といったが、これは刺激といってもよいし情報ということも可能である。要は細胞に加わるなんらかの作用で、その作用に細胞が反応するわけである。細胞はこうした信号を受け止める受容体を持っていて、その受容体に刺激物が作用することによって、細胞の中でいくつもの反応が引きおこされている。受容体はすべてタンパク質の分子からなっている。一方、受容体に結合する方の分子はリガンドという用語で総称されている。だからホルモンはリガンドの一例である。また、受容体の側から見ると、あるひとつの受容体はある特定のリガンドとしか結合できないという関係があって、これは精巧な鍵（リガンド）と鍵穴（受容体）になぞらえるとわかりやすいだろう。リガンドには、受容体に結合して細胞活動を促進させるもの（これをアゴニストという）と抑制あるいは阻害させるもの（アンタゴニスト）とがあるが、アンタゴニストとして作用する物質には医薬品として応用されるものも多い。

1-6-2 代表的なシグナル伝達機構

シグナル伝達機構の代表的なものを見ていくことにしよう。ここでは受容体分子が細胞膜の脂質二重層に埋まった膜タンパク質である例と、細胞質に存在する例とに分けて説明する。

（1）受容体が細胞膜にある例

①受容体がイオンチャネルである例　これは神経の興奮を骨格筋に伝える神経筋接合部で見られるケースである（133ページ図参照）。神経の末端からリガンドであるアセチルコリンが分泌される。するとアセチルコリンは筋細胞にある受容体分子に結合する。この受容体分子はイオンを透過させるチャネル分子であるため、リガンドの結合によりイオンチャネル（この場合にはNaチャネル、Kチャネル、Caチャネル）が開いて、膜を横切ったイオンの流れが発生する。その結果、神経の興奮が骨格筋細胞に伝達されて、筋細胞の興奮がおきる。

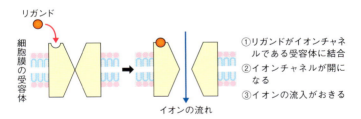

①リガンドがイオンチャネルである受容体に結合
②イオンチャネルが開になる
③イオンの流入がおきる

②受容体の持つ酵素作用が活性化される例　リガンドの結合により、受容体の分子が細胞質側に持っている酵素活性が刺激されて、それにより細胞活動が活発になる。インスリンというホルモンの作用はこのしくみによる。

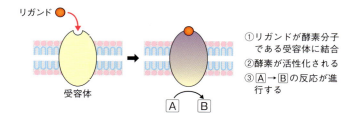

③受容体がシグナルタンパク質を活性化させる例
受容体にリガンドの結合が引き金になって、細胞内でシグナル分子として機能するタンパク質（Gタンパク質といわれている）を活性化させるケースがある。活性化されたGタンパク質は細胞膜上にある別のタンパク質（イオンチャネルタンパクや酵素タンパク）を活性化して細胞の活動性が高揚する。アドレナリンの作用はGタンパク質の作用で酵素活性が増強される例である。

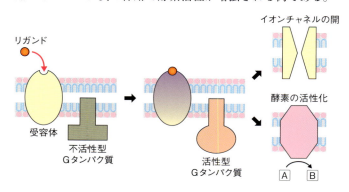

（2）細胞質や核にある受容体を介したシグナル伝達

リガンドが脂溶性で小型の分子なら容易に細胞膜を通過して、細胞質あるいは核の中まで入ってきて、そこで受容体と結合する。リガンドと結合した受容体は、核内の遺伝子に作用し

て遺伝子の活性を調節する。副腎皮質ホルモンや性ホルモンの作用機構はこのしくみで説明される。

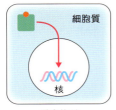
受容体が細胞質にある場合

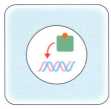
受容体が核にある場合

●リガンド
■受容体：
細胞質あるいは核にある受容体にリガンドが結合すると、核のDNAに作用して細胞分裂やタンパク質合成を誘発する

1-7 細胞の死に方

　細胞は生き物であるから、いずれ死に至ることは必定である。そのようなことからか、細胞死についてはあまり関心を寄せられることもないまま、永らく放置されていた。しかし1972年にオーストラリアのカーにより細胞の死に方として壊死（ネクローシス）とアポトーシスのふたつの様態があることが発見されて以来、細胞死、とくにアポトーシスは重要な研究テーマとなって、世界中で広く研究が進められるようになってきた。

　ネクローシスとは、細菌の毒素に曝されたり、温熱や化学物質の作用を受けたときに見られる細胞の死に方である。細胞膜の透過性が亢進して、細胞内に大量の水が浸入して水ぶくれになり、それにより細胞が破裂するばかりか、膜性小器官も浮腫状になって崩壊され、細胞の全成分は周囲に飛散していく。すると、周囲に白血球（おもに好中球やリンパ球、「第7章 血液と血球」「第8章 リンパ性器官と生体防御」参照）が集積して炎症反応がおきてくる。死んだ細胞にしてみると、これは不慮の事故死とでもいうべきであろう。

一方のアポトーシスでは、細胞にある条件が整うと、核の染色質が濃縮してくるとともに細胞質の収縮がおきて、やがていくつかの破断片になってちぎれていく。ちぎれ落ちた破片は大食細胞にきれいに食われてしまい、炎症反応も見られない。つまりアポトーシスでは、DNA分解酵素が活性化されて自らのDNAを短い破片に分断することが死の実態で、タンパク質合成の司令塔が抹殺されては生きていくすべがないわけだ。こうして見てくると細胞はある局面に曝されると自らの手で命を絶つ、つまり自殺を実行する手だてを持っているということになる。細胞には生き続けるしくみばかりではなく、死ぬためのしくみも内在されていることがきわめて興味深いであろう。

　それではアポトーシスを引きおこす条件とはなんなのだろうか？　多細胞の生物にとって、すべての細胞が必要不可欠というわけではなく、ときに不要な細胞もあるわけだ。ある細胞が不必要あるいは邪魔になったとき、細胞はその状況を察知して自らを自殺に追いやるのである。

　その実例をあげてみよう。発生の過程で過剰に細胞を生みだし、やがてその整形がおこなわれ、余剰の細胞がアポトーシスで死んでいくという局面が少なからずある。典型的なのが指の形成である。発生の当初、手や足先には指がなく、キャッチャーミットのような手足が生まれてくる。発生の進行にともない、指間の細胞の一部が消えて水かきのような手足になり、さらには水かきも完全に消えて5本の指が生まれるというプロセスがある。このとき、指間にある細胞は不要宣告を受けてアポトーシスで死んでいく。

　脳の発生においても、まず過剰の神経細胞を作っておいて、そのうち、ほかの細胞とうまく接触できたものだけが生き延びて、それに失敗したものが死んでいくというプロセスがある。オタマジャクシの尾の退縮もその例である。変態の時期がくる

と尾はもう無用の長物になるため、尾の細胞は死んでいく。細胞社会にあって"もう君は不要だ"と宣告された細胞は世をはかなんで自殺していくと、考えればわかりやすいだろう。不要宣告を受けた細胞はあるしくみで特殊なタンパク質分解酵素を活性化させ、その効果としてDNA分解酵素が活性化されて、

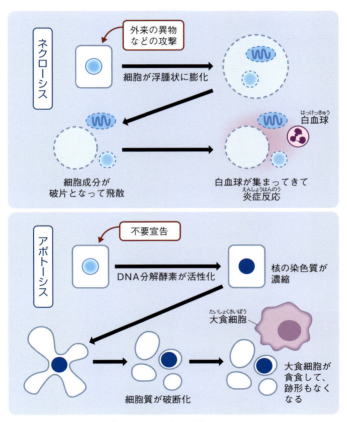

ネクローシスとアポトーシス

自らのDNAを分断してしまうわけだ。

　発生の過程、あるいは、ガン化した細胞やウイルスの感染を受けた細胞ばかりではなく、寿命がきた細胞も不要宣告を受ける。アポトーシスはわたしたちのからだの中でネクローシスよりももっと一般的におこなわれている現象で、細胞社会全体が健全に生きるために個が生け贄になっていると見てもよい。そこにはなんらの社会保障も存在しないまま、多細胞生物である個体を維持するために、人間社会をも超越した冷酷なドラマが展開されている。

> **コラム　アポトーシスという用語**
>
> 　英語でアポトーシスはapoptosisと記載し、-to-にアクセントを置いて"アポトーシス"と発音している。apoは離れる、ptosisは落ちてくることを意味するギリシャ語で、秋になると枯れた木の葉が枝を離れて地面に落ちてくる様子を捉えた用語である。細胞社会にも"万物が地に帰る"という仏教的な思想が通用するよう で、連想がふくらむいい用語である。日本語では細胞自滅と翻訳されているが、あまり定着していない。それは現象だにの訳語であって、その奥に潜む"天命"によるという語感がいまひとつ希薄だからなのだろう。

1-8　細胞が作る器官

　ここまで読み進めていただくことにより、読者には細胞の大まかな概念が生まれてきたに違いない。次の段階として、こうした細胞が集まってわたしたちのからだが生まれてくる段取りについて考えてみよう。

1-8-1 器官を構成する組織

器官の成り立ちについて考えるにあたり、光学顕微鏡で器官を観察して見るのがよい。いずれの器官でも、相互に似た構造や働きをする細胞がかなり整然と配置して、ある特定の構造体を作っていて、この構造体の組み合わせによって器官が構成されていることがわかる。このように、類似した構造や機能を持つ細胞が集まって、個々の働きを大きく増幅させる構造体を組織とよんでいる。そのため、いろいろな組織が組み合わさって、胃や肝臓などの器官が構成されているということができる。

細胞は組織を作る。それでは逆に、組織が細胞だけから作られているかといえばそうではなく、組織は細胞どうしの間に存在する物質、つまり細胞間物質（間質、ときに基質ともいう）と細胞の両者の組み合わせによって成立する。間質には、膠原線維や弾性線維とよばれる線維成分のほか、細胞間の液状成分が含まれる。

1-8-2 組織の種類と働き

器官を構成する組織にはどのようなものがあるのだろう。それをまとめたのが右の表である。つまり、あらゆる器官はわずか6種の組織の組み合わせによってできていることになる。以下に各組織を簡単に見ていくことにしよう。

1. 上皮組織
2. 支持組織
   a 結合組織
   b 骨・軟骨組織
   c 血液・リンパ組織
3. 筋組織
4. 神経組織

器官を作るいろいろな組織

（1）上皮組織

上皮組織は多数の細胞が密着して作るシート状をなす組織

で、からだの外表面、内表面を覆っている。上皮組織の細胞、つまり上皮細胞は相互に密着しているため、細胞間質はほとんど存在しないことになる。ここでいうからだの外表面とは、皮膚の表層（正確には表皮という）で、これは絶対に切れ目がなくどこまでも連続し

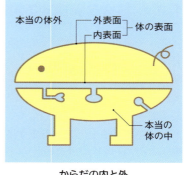

からだの内と外

ていることがわかるだろう。これによってからだは外界から隔てられている。

　それでは、内表面とはなんだろう？　外表面である表皮に連続する細胞層は口腔や鼻腔の内面へと連続していくだろうし、そのまま胃腸管や気道の内面へ続き、さらには胃腸管の連続である肛門の内面を経て、肛門の外の皮膚へとつながるに違いない。こうして見てくると体内にも外界と内部とを隔てる境界、つまり内表面があって、これが綿々と外表面に連続していることがわかる。つまり、からだの"中"にも外界と対峙する表面があるわけだ。消化管から派生した気管や気管支、その先にある肺胞、あるいは肝臓、膵臓などの器官でも、その上皮が連続していることは、いまの段階ではあまりピンとはこないかもしれないが、取りあえずは鵜呑みにしておいていただきたい。肝臓や膵臓などの器官でも上皮組織は連続しており、内表面から派生した上皮細胞がその器官の特有の機能を営んでいるわけだ。そのため、上皮とは限りなくひとつづきのシートになっていて、決して途切れることはないという大きな特徴を持っている。仮に上皮の一部に傷がついたとすれば、上皮は途切れ、そ

の下層にある血管にも傷がつくため、出血がおきる。これは異常な状態だ。

　上皮の細胞どうしが密接するためには、隣接する細胞と強固に結合するしくみが必要だろう。細胞膜には細胞間接着装置とよばれる構造が発達していて、ここでは接着タンパク質という、いわば糊のような役目をするタンパク質が主成分となって、細胞どうしをつなぎ止めている。ガン化した細胞ではこの接着タンパク質の発現が低下するケースもある。すると細胞は離れてどこへでも移動してしまうことが心配になる。これがガンの転移につながるといえば、接着タンパク質の重要性に気づかれるであろう。

　上皮組織は、構成する細胞の層数や形状に応じてさらに細かく分類されている（下図）。

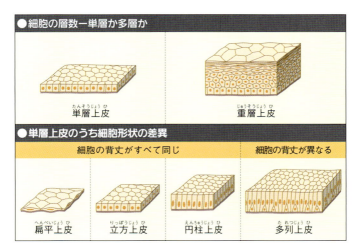

上皮組織の分類
上皮組織は細胞の形状や層数によって細分類される

（2）結合組織

組織と組織を結びつけるのが結合組織で、細胞間質が非常に大量にある反面、細胞成分が少ないことが特徴である。間質の成分では、線維、中でもコラーゲンというタンパク質からなる線維（膠原線維あるいはコラーゲン線維という）が多い。細胞成分では、膠原線維の産生を本業とする線維芽細胞が最多で、そのほか、血管の中から遊走してきた白血球もあって、外来の異物と戦って免疫反応がおきる場となっているケースも多い。

Zoom up

線毛と微絨毛

上皮細胞の外周となる細胞膜には、隣の細胞と接触する側方の面、下方で床と接着する底面のほか、体外に直面する頂上部（自由表面という）との3者が区分される。自由表面にはいくつかの特殊な構造があって、細胞の機能と密接なかかわりを持つ。その例として線毛と微絨毛という毛を見ておこう。

呼吸器官の上皮細胞など、異物を排除する働きが大きな細胞では、自由表面に線毛という、長さ5～10μm、直径0.2μmほどの毛がたく

a. 電子顕微鏡で見た線毛

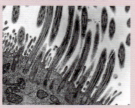

気管の上皮細胞の自由表面に生えている線毛の拡大図。10本ほどの線毛が部分的に縦断された像として認められる（8500倍）

b. 一本の線毛の拡大模式図

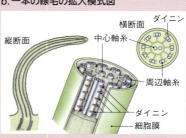

横断面では、微小管による9＋2構造が軸になっている

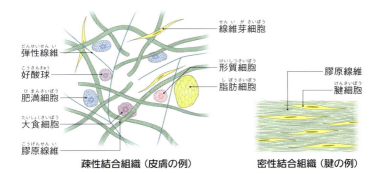

疎性結合組織（皮膚の例）　　　密性結合組織（腱の例）

さん生えている（図a）。線毛はしなるような運動により、分泌物や吸い込んだ異物を外に向けて排出する働きを持つ。1本の線毛を電子顕微鏡で大きく拡大すると、その軸になっているものは特異な配列をした微小管であることがわかる。特異な配列とは、中心にある2本の微小管（中心軸糸という）の周りを、ぴったりとくっついた2本の微小管（周辺軸糸という）が9個で取り囲むというものだ（9＋2構造という。図b）。周辺軸子にはダイニンという分子がついていて、これが線毛運動のエネルギーを生みだす要素である。こうした微小管の配置をもとに、線毛運動の発生機構について、分子レベルの解析がおこなわれている。

c. 電子顕微鏡で見た微絨毛

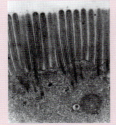

小腸吸収上皮細胞に生えた微絨毛（12600倍）

小腸の吸収上皮細胞を代表とする吸収機能の旺盛な細胞では、自由表面に沢山の微絨毛という毛がでている（図c）。小腸吸収上皮細胞の場合、長さ1μm、太さ0.1μmほどの微絨毛が1000本も、まるで歯ブラシの毛のように突きでている。その1本1本は微細線維の束を芯にしていて、運動性はなく、細胞膜の表面積を拡大させて吸収能を旺盛にする構造だと考えられている。

結合組織には線維成分が比較的少ない疎性結合組織と、線維成分が非常に多くて被膜状にほかの組織や器官を包囲するものや、太い束になる密性結合組織とに分けられる。前者は皮膚や粘膜の深層、血管の周囲に見られ、後者は筋膜や腱、靱帯がその例である。

（3）骨・軟骨組織

　これは文字どおり、骨あるいは軟骨を構成する組織である。間質（基質ともいう）が非常に大きく、そこに多量の線維成分が密集し、さらに骨の場合にはリン酸カルシウムの結晶が沈着して非常に硬い組織になっている。一方、軟骨の場合には、線維成分に加えて、プロテオグリカンという糖タンパク質が沈着して硬さを生みだしていて、圧力に強いという物性を持つことが特徴である。軟骨の基質に沈着する線維には膠原線維のほか、弾性線維もある。基質の成分により、硝子軟骨、弾性軟骨、線維軟骨が区別される。硝子軟骨は、均質な半透明でくもりガラスに似ていることからこのような名前を持つが、基質には膠原線維を含んでいる。喉頭や気管の軟骨など、人体内にもっとも広く分布して、骨の働きを補佐したり、器官の形状を保持する働きを営んでいる。弾性線維を多く含む弾性軟骨は耳介の軟骨に見られるように、力を加えると変形するが力をゆるめるともとの形に復元する（このような物性を弾力性という）のが特徴で、この性質は弾性線維に由来する。線維軟骨は密性結合組織にプロテオグリカンを沈着させたもので、骨盤の恥骨結合（96ページ参照）に見られる。

(4) 血液・リンパ組織

血液やリンパがこれに相当するが、その詳細は「第7章 血液と血球」で述べる。

(5) 筋組織

筋細胞は非常に細長いため筋線維ともよばれるが、この筋線維で構成されるものが筋組織で、それには、骨格筋、心筋、平滑筋の3種がある。骨格筋と心筋は、顕微鏡で観察すると、筋線維の長軸に対して直交する方向に走行する縞模様（横紋構造）が認められるため、横紋筋のよび方がある。平滑筋には横紋構造が認められないため、平滑に見えるということでこの名前がある。筋組織の詳細は筋肉の項（「第3章 骨格筋系」）で述べる。

(6) 神経組織

神経機能を担当する神経細胞と、その栄養や支持の働きにかかわる神経膠細胞とから構成される。詳細は神経の項（「第10章 神経系Ⅰ」）で解説する。

第2章 骨格系

　人体には200個ほどの骨があって、これらが関節をはさんで相互に連結して、全体としてひと組の骨格を構成している。ま

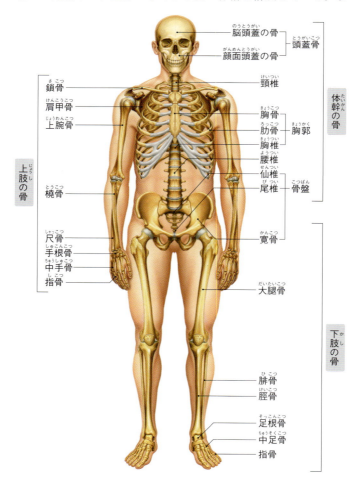

た、個々の骨には1個または複数の関節をはさんで骨格筋が付着していて、筋肉の収縮が関節を介した骨の運動を生みだしている。ものを持つ、投げる、あるいは歩行といった、あらゆる運動は骨と骨格筋の共同作業によっておこなわれている。そのため、全身の骨と骨格筋をあわせて、運動器系ということも多い。

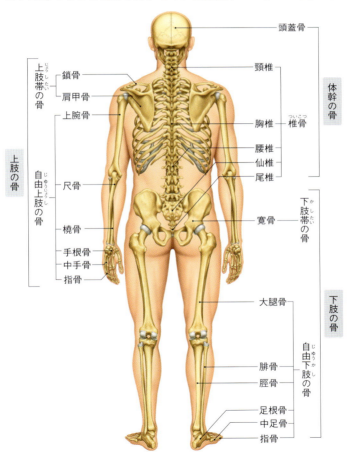

2-1 骨とはなにか

骨は歯とともに人体に存在するもっとも硬い組織で、からだの形状を保持し、関節を介した運動を生みだすものである。また脳・脊髄や心臓、肺など、重要な内臓を保護する機能も大きい。骨細胞とそれらが分泌した基質成分、つまり膠原線維やリン酸カルシウムを大量に含み、堅固な組織となっている。硬いゆえに、あまり大きな外力が加わるとひびが入ったり、折れることがある。しかし骨折しても副え木などで固定して変形を防ぐと骨組織が再生してきて、骨折は修復されてくる。

2-1-1 骨の種類

からだを構成する骨には、大腿骨や上腕骨のように長く、その中が空洞になった骨（長管骨）と、肩甲骨や頭の骨のように平たく板状の骨（扁平骨）とがある。胎児で長管骨が生まれてくる場合、はじめにそれぞれの骨に対応した軟骨を作り、この

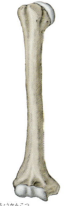

長管骨：上腕骨

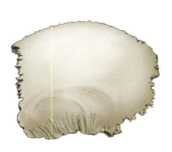

扁平骨：頭頂骨

長管骨である上腕骨と扁平骨である頭頂骨。それぞれ骨を作りだす様式が異なる

軟骨を解体しながら新たに骨を作りだす様式（この様式によりできる骨を置換骨とよぶ）によって発生してくる。しかし、扁平骨の方は、結合組織の中にまず骨細胞が出現し、次いでその周囲に骨の基質成分が沈着するという方式で生まれてくる（この様式で生まれる骨を膜性骨という）。

2-1-2 骨の構造と機能

長管骨では、中央の本体部分（骨幹）と両端でほかの骨と関節をなす部分（骨端）とが区分される。また、縦方向に割ってみると、骨幹の内部には大きな空洞（骨髄腔）があって、骨髄という赤いゼリー状の組織が充満している。骨髄では血液の細胞を生みだす活動、つまり造血がおこなわれている。

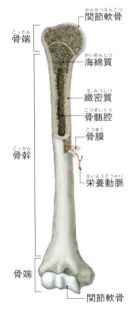

上腕骨とその縦断面

また、骨の硬さを生みだすもとになるものは、骨細胞が分泌した膠原線維と、そこに沈着したリン酸カルシウムを主とした無機成分である。カルシウムは筋肉の収縮を調節する働きがあるため、からだには欠くことができない元素である。そのため骨はカルシウムの貯蔵庫だと見なすこともできる。

長管骨を横断してその断面を観察すると、表層に近い部では骨質が稠密に集積した緻密質を形成しているのに対して、深層の骨髄側および骨端の内部では細い針のような骨（骨梁あるいは骨小柱という）が複雑に

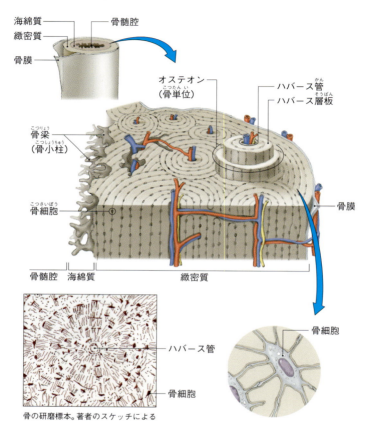

骨の研磨標本。著者のスケッチによる

骨の組織

骨の緻密質はオステオンの集団からできている。オステオンは中央に血管を走行させるハバース管を持ち、その周囲には同心円状をなす骨組織（ハバース層板）が充満している。この層板に骨細胞が埋まっている。骨細胞は自らが分泌した硬い骨組織の中に埋め込まれて身動きできなくなった状態にある。ハバース管の中の血管からしみでる栄養分を、隣接する骨細胞の突起を経由して受け取って生きている。オステオンは破骨細胞によって絶えず破壊される一方で、新しいオステオンを生みだしている

絡みあってスポンジ状にも見える海綿質をなしている。骨の一部を砥石で研磨して、薄い標本（研磨標本という）を作製してこれを顕微鏡で観察すると、緻密質の領域では長管骨の長軸方向に沿って棒状をなした小骨が密集していることがわかる。この小骨は鉛筆のようなものを想像するとよいが、芯の部分は中空の管（ハバース管という）になっていて、この中を血管が通過している。ハバース管を取り囲んで骨細胞が同心円状に配列している。この棒状の小骨は骨を構成する基本的な単位であるという考えよりオステオン（骨単位）、また同心円状の配列をハバース層板とよんでいる。つまり、緻密骨は、血管を中心としてその周りに何個もの骨細胞がきれいな同心円状に配列した、オステオンがたくさん集積したものだというわけだ。オステオンは、破骨細胞という硬い骨質を破壊する細胞で食いつぶされる一方、骨芽細胞によって新しい骨質の新生もおきている。そのため、オステオン自体が絶えず改変を繰り返しているわけで、それにより常に新鮮な骨が維持されている（78ページ **Zoom up** 参照）。

　骨質の合成と分解は上皮小体（甲状腺の後面に付着する内分泌器官）が分泌するパラソルモンと、甲状腺の中にあるC細胞が分泌するカルシトニンという、ふたつのホルモンによって調節されている。パラソルモンは破骨細胞の活性を増強させて骨吸収を促進し、カルシトニンは骨芽細胞を活性化して骨新生に貢献する（「第13章　内分泌系」参照）。骨の主要な成分であるカルシウムは食物を経由して腸管から吸収されるが、腸管からカルシウムを吸収するうえでビタミンDが必要である。また、ビタミンDは腎臓の尿細管からカルシウムの再吸収にも作用する。そのため、ビタミンDが欠乏するとカルシウムが不足となり、その結果、骨が脆くなる。ビタミンDは皮膚で紫外線照射によりデヒドロコレステロールから合成されているので、骨

を丈夫にするには日光浴が有効である。

骨を作る細胞、骨を壊す細胞

　オステオンには骨芽細胞という細胞があって、骨の成分である膠原線維と硫酸基を含むプロテオグリカン（糖タンパク質の1種）を分泌している。これらの基質成分が分泌されると、その周囲にリン酸カルシウムや炭酸カルシウムが沈着して結晶を作り、これが骨の主要な成分となる。そのため骨芽細胞は自分の作った間質成分によって埋め込まれてしまい、身動きできない状態になっている。かくして骨形成を終えるようになった骨芽細胞は骨細胞とよばれる。

　骨の中にはもう1種、骨を食って分解する細胞も棲んでいる。これは破骨細胞といわれるが、直径が50μm（1μm＝0.001mm）にも達する大型の細胞で、核の数も非常に多く100以上にもおよぶ。大食細胞（「第7章 血液と血球」参照）の1種なのだが、核分裂はおこっても細胞質分裂がおこなわれないため、非常に大きな多核細胞になるわけだ。破骨細胞は酸性フォスファターゼという、リソゾームに含まれる分解酵素を分泌して、この酵素の作用で骨基質の成分を分解していく。堅固な骨質といえども、この細胞にかかると簡単に溶解されてしまう。

　そのため、一方では骨芽細胞により合成が進むと同時に、他方では破骨細胞による分解が進行しており、その平衡状態にあるのがわたしたちの持つ骨ということになる。高齢になるにともない、破壊と新生のテンポが遅くなると、骨は古くなってみずみずしさを失ってくる。その結果、堅固さが失われ、容易に骨折をおこす脆い骨になってしまう。

2-2 頭部の骨

頭部の骨は頭蓋骨と総称されるが、脳を包んでその保護にあたる脳頭蓋の骨と、脳との直接の接触がなく顔面部の構成にあずかる顔面頭蓋の骨とに2区分される。

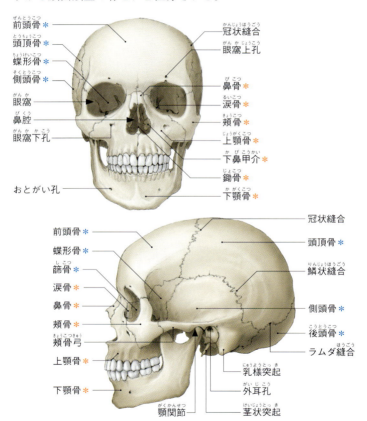

前方（上）と左側方（下）から見た頭蓋骨
骨名の後ろにつく＊は脳頭蓋の骨、＊は顔面頭蓋の骨をしめす

2-2-1 脳頭蓋の骨

　前頭骨、頭頂骨、後頭骨、側頭骨のほか、頭蓋の底部には蝶形骨、篩骨がある。脳頭蓋の底部にはたくさんの穴が開放していて、これらの穴を経由して脳神経や動脈、静脈が出入りするが、後頭骨にはとくに大きな穴（大後頭孔）が開いていて、ここを脳に続く脊髄が通過する。脳頭蓋を水平に横断して頭蓋底の内面を見ると、3個の大きなくぼみになっていることがわかる。それぞれ前頭蓋窩、中頭蓋窩、後頭蓋窩で、前頭蓋窩は大脳の前頭葉、中頭蓋窩は側頭葉、後頭蓋窩は小脳に対応したくぼみである（窩はくぼみという意味）。側頭骨の骨体の中には、聴覚や平衡覚にかかわる重要な装置（中耳と内耳）が収納されている（「第5章 感覚器系」参照）。

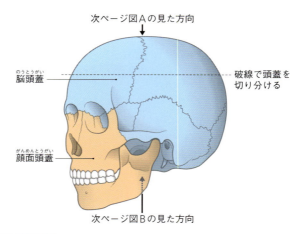

脳頭蓋と顔面頭蓋
脳頭蓋を水色で、顔面頭蓋をオレンジ色でしめした。上図を破線で切断して、頭蓋底を上方から見たのが次ページのA図、下顎骨を取り去って下方から見たのがB図である

2-2-2 顔面頭蓋の骨

　上顎骨、頬骨、鼻骨、涙骨、鋤骨、下鼻甲介、下顎骨、口蓋骨、舌骨が含まれる。下顎骨は側頭骨との間で顎関節（79ページ下図参照）を作り、咀嚼（食物を咬む）運動にかかわる。

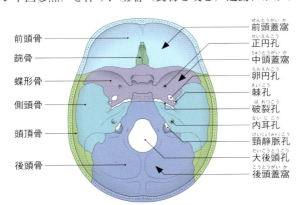

A　脳頭蓋の内面（内頭蓋底）

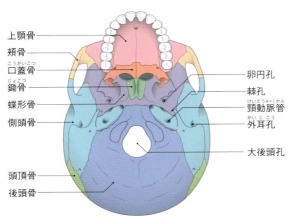

B　脳頭蓋の下面（外頭蓋底）

2-3 体幹の骨

 からだは大きく体幹と四肢に区分できる。体幹は頭部、頸部、胴部に細区分されるが、頭部の骨はすでに述べたので、ここではそのほかの体幹の骨、脊柱、胸郭を見ていくことにする。なお、骨盤を作る骨のうち、仙骨は脊柱の一部に含められるので、本項で述べるが、寛骨は分類上は下肢帯の骨になるため、下肢の項で解説する。

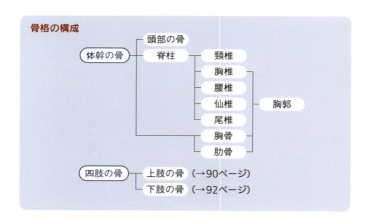

骨格の構成

2-3-1 脊柱の骨

 椎骨がつながって全体として脊柱を構成して、これがからだの支軸となっている。椎骨は頸部に7個（頸椎）、胸部に12個（胸椎）、腰部に5個（腰椎）がある。さらに下方では、仙椎は5個あるが、これらが融合して1個の仙骨に、尾椎も3～5個あるが、これらも融合して1個の尾骨となっている（83ページ図、および86ページ図参照）。

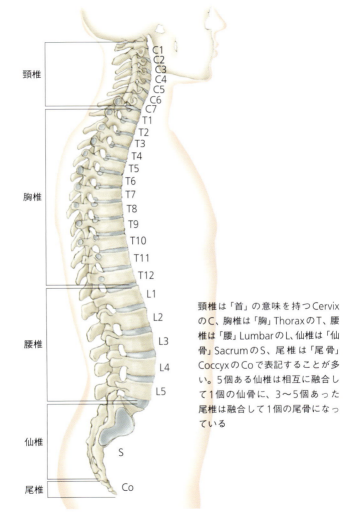

頸椎は「首」の意味を持つCervixのC、胸椎は「胸」ThoraxのT、腰椎は「腰」LumbarのL、仙椎は「仙骨」SacrumのS、尾椎は「尾骨」CoccyxのCoで表記することが多い。5個ある仙椎は相互に融合して1個の仙骨に、3～5個あった尾椎は融合して1個の尾骨になっている

脊柱（右側面）

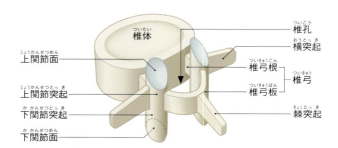

椎骨の基本構造（椎骨の左斜め後ろをやや上方から見た模式図）
個々の椎骨は形状がかなり異なるような印象を受けるが、基本的な構造は共通である。椎体、それより後方にでて椎孔を囲む椎弓、椎弓から後方に向けてでる1個の棘突起、左右にでる横突起、上下の関節突起がその要素である

　個々の椎骨の形状はそれぞれ少しずつ異なるが、基本的には椎体、椎弓、棘突起、横突起を特定することができる。椎体から後方に伸びだした椎弓は椎孔を囲んでいる。椎骨をつなげた脊柱で見ると、椎孔は連続して管（脊柱管）となっていて、その中に、脊髄が納まり、また下方では脊髄から伸びでた脊髄神経を入れている。言い換えると、脊柱管は脊髄を保護する装置になっている。椎弓から上方に向けて上関節突起、下方に向けて下関節突起がでていて、各上関節突起はひとつ上の椎骨の下関節突起とで関節を作っている。

　椎体と椎体の間には、結合組織からなる椎間板がはさまっていて、これがクッションの役目をしているが、椎体間には関節は存在しない。脊柱で関節をなしているのは関節突起だけである。

　7個の頸椎のうち、第1頸椎は椎体の大部分が欠如していて、椎弓が作る輪だけのように見えるので、環椎の名前がある。環椎の上に頭蓋骨が乗っている。第2頸椎の椎体から上方に向けて指のような突起（歯突起）がでていて、この突起の前面が環椎の内

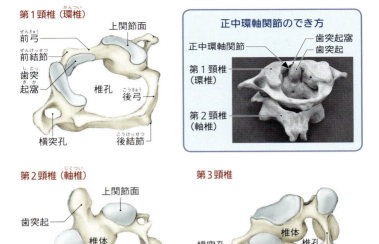

第1〜3頸椎の左斜め後ろをやや上方から見た図
第1頸椎は椎体の大部分が欠如し、椎孔が大きく広がって輪のように見えるため、環椎ともいう。第2頸椎（軸椎）は椎体より上方に向けた歯突起を持つ。この歯突起は環椎の椎孔に入って正中環軸関節を作り（写真参照）、頭を左右に振る軸になる。環椎が椎体を欠如するのは、椎体に相当する部分が発生の過程で軸椎の歯突起に移動したためである

面と関節（正中環軸関節）をなしている。頭部を左右に回旋できるのはこの関節によるので、第2頸椎は軸椎の名前もある。第7頸椎の棘突起は隆々と発達しているので、隆椎ともいわれるが、この突起は項部（項）の正中下部で外から触知できる。第1〜6頸椎の横突起には横突孔という穴が開いていて、この穴を経由して椎骨動脈、椎骨静脈が脳頭蓋の中に向かっていく。

胸椎は12個あるが、それらの形状は椎骨の典型である。胸椎には左右の肋骨が付着して側方から前方へ向けて伸びている。

腰椎では、椎弓から左右によく発達した肋骨突起がでていることが特徴である。これは肋骨が退化して、椎骨の一部になったものである。一方、横突起に相当するものは、肋骨突起ほど

**胸椎の左斜め後ろを
やや上方から見た図**
胸椎には肋骨が結合している。肋骨の頭部（肋骨頭）は胸椎の上肋骨窩、およびひとつ上の胸椎の下肋骨窩に、頸部（肋骨頸）は横突肋骨窩に連結する。図にある破線は肋骨の位置をしめした

**腰椎の左斜め後ろを
やや上方から見た図**
腰椎は、副突起、肋骨突起が見られる。椎体は、ほかの椎骨に比べて大きい

**仙椎と尾椎を
後方から見た図**
5個の仙椎は融合してひとつの仙骨となっている。尾椎も3〜5個がひとつの尾骨になっている

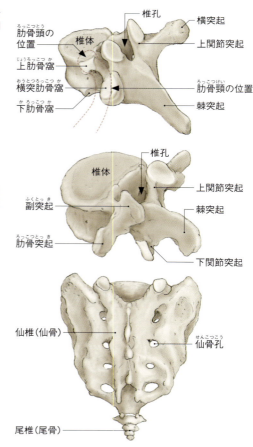

に大きくはなく、副突起とよばれる。

仙椎は5個あるが、これらは相互に融合して、1個の仙骨となっている。仙骨は94ページで述べるように左右の寛骨とともに骨盤を構成している。

尾椎は3〜5個あるが、これらは融合して1個の尾骨となっている。

2-3-2 肋骨

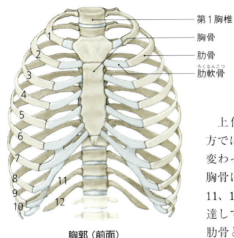

胸郭（前面）

上位10本の肋骨は前方では軟骨（肋軟骨）に変わって、これをもって胸骨に付着している。第11、12肋骨は胸骨まで到達していないので、浮遊肋骨とのよび方もある。

2-3-3 胸骨

前胸部の中央を縦に走行する骨で、胸骨柄、胸骨体、剣状突起の3部分から構成される。胸骨柄には鎖骨と第1肋軟骨とが関節を作っている。胸骨柄と胸骨体の接合部はゆるい高まり（胸骨角）をなしていて、この部を体表から触知することがで

きる。胸骨角を触知した指をそのまま左右に動かして触れる肋骨が第2肋骨なので、胸骨角は肋骨を数えるときの重要な指標である。剣状突起はみずおちの部分に位置するが、ときに剣状突起が後方へ曲がっているため、みずおちが極端に陥凹している人がいて、鳩胸とよばれる。検査のために骨髄を採取するとき、胸骨に針を刺して（胸骨穿刺）おこなうことがある。

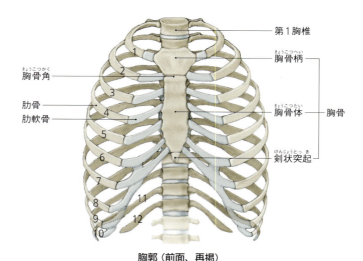

胸郭（前面、再掲）

胸郭 胸骨、12対の左右の肋骨、そして後方の胸椎で構成される籠を胸郭といい、胸郭の中にできるスペースが胸腔である。胸腔には肺や心臓など、胸部の重要な内臓が収納されていて、硬い骨でできた胸郭によって保護されている。吸息運動にあたり、肋骨や胸骨を持ち上げて胸郭の容積を大きくする運動をおこなっており、逆に息を吐きだす呼息運動では、肋骨を下方に降ろして胸郭の容積を小さくさせている（312ページ参照）。

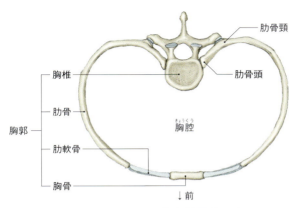

胸郭の構成(水平断面図)

> **コラム** のど仏
>
> 　成人の男性で明瞭であるが、前頸部の中央には俗にのど仏という突出(解剖学用語では喉頭隆起とよばれる)が見られる。キリスト教国ではこれを"アダムのりんご"とよんでいる。というのは、禁断の園でアダムが掟に背いてりんごを口にしたところ、これがのどにつかえて、外部から突出して見えるようになったという故事に由来している。
>
> 　火葬された遺体を前にして、火葬場の職員が、「これが"のど仏"の骨です」と言いながら頸部の骨をひとつつまみだしてくれることがある。実はこれは第2頸椎の骨で、その歯突起が仏像の顔に似ているため、このようにいわれている。それでは、俗にいう"のど仏"の方はどうなのだろうか? こちらは軟骨でできているため、火葬によって完全に焼けて、跡形を残さなくなってしまう。頸部は重要な部分であるから、外から見ても仏様が鎮座していて、火葬するとさらにそれがよみがえってくると考えれば、なにか妙味のある話だ。

2-4 四肢の骨

四肢には上肢と下肢があるが、それらの基本的な構成は変わるわけではない。しかし下肢は二足歩行に適応した構造が顕著であるのに対して、上肢はものをつかむなど細かで自在な運動が可能な構造になっている。

2-4-1 上肢の骨

上肢の骨は上肢帯と自由上肢に区分される。上肢帯は上肢を体幹に連結する部分で、肩甲骨と鎖骨が含まれる。

自由上肢の骨は、上腕骨、前腕部の橈骨と尺骨、手根部にある8個の手根骨、5個の中手骨、5組の指骨（基節骨、中節骨、末節骨）とからなる。なお、母指では中節骨が欠如する。

上腕骨は上方では肩甲骨と肩関節を、下方では橈骨、尺骨とともに肘関節をなしている。上肢帯である肩甲骨は背部上方にある扁平な骨で、これに上腕骨が連結して肩関節を作る。肩関節は下肢の股関節と同様に球関節の一例で、可動域がもっとも大きいことが特徴である（99ページ参照）。肩甲骨の背面には肩甲棘という突起が水平方向に走り、そのもっとも外側は肩峰とよばれ、肩の最高部になる。自分の左手を右肩越しに後方へ伸ばすと、指先に硬く触れる部分が肩甲棘で、肩甲棘からさらに右の方へ移動して最外側で高い部分が肩峰になる。鎖骨は胸部前上方を横走し、内側端は胸骨と関節をなす（胸鎖関節）。

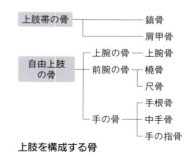

上肢を構成する骨

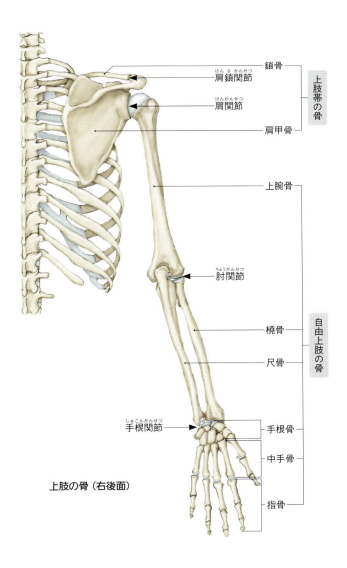

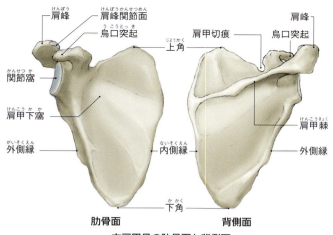

右肩甲骨の肋骨面と背側面

2-4-2 下肢の骨

　上肢の場合と同様に、下肢を体幹に結びつける下肢帯と、自在に動く自由下肢とに区分される。下肢帯の骨は寛骨で、これは骨盤の一部であり、大腿骨とともに股関節を作る。寛骨は幼児期には腸骨、恥骨、坐骨の3個の骨であったが、成人になるとそれぞれの間に骨ができて、その骨で連結されて（2個の骨を連結するにあたり、間に骨を入れて結合させる方法を骨結合という）1個の大きな骨となったものである。

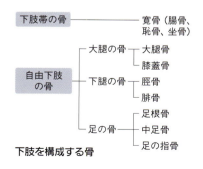

下肢を構成する骨

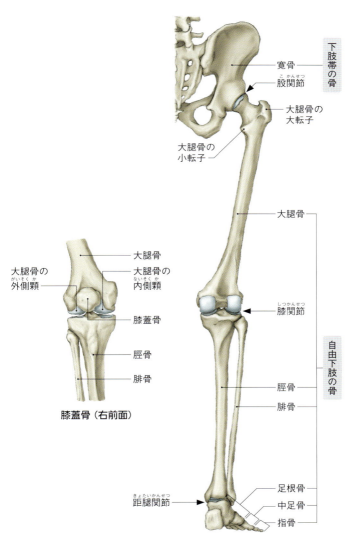

膝蓋骨（右前面）

下肢の骨（右後面）

自由下肢の骨は大腿骨、下腿にある脛骨と腓骨、足の骨として7個の足根骨、5個の中足骨、5組の指骨がある。足の指骨には手の指の場合と同様に基節骨、中節骨、末節骨があるが、母指に中節骨が欠如するのは手の母指と同様である。大腿骨は脛骨とともに膝関節を形成するが、その前面に膝蓋骨がある。腱の中に埋まる骨を種子骨というが、大腿四頭筋の腱の中に入っている膝蓋骨は人体で最大の種子骨である。

2-5 骨盤

仙骨、尾骨と左右の寛骨の4者が連結して骨盤を構成している。骨盤は分界線によって上方の大骨盤と下方の小骨盤に2区

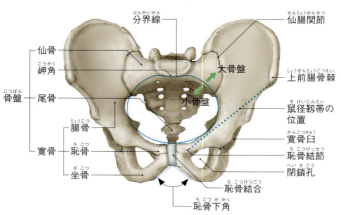

前上方から見た男性の骨盤

骨盤は左右2個の寛骨と仙骨、尾骨の4者からできている。青い線でしめした分界線によって骨盤は上方の大骨盤と下方の小骨盤に2区分される。男性の骨盤が縦長であるのに対して女性のものは左右に大きくなっていて、矢印でしめす恥骨下角は女性の方が大きい。いずれも妊娠に適合した形状である。

分される。この分界線は仙骨の岬角、腸骨の弓状線、左右の恥骨を連結する恥骨結合の上縁を結ぶ線で、図では青い線でしめしてある。小骨盤の内腔はとくに骨盤腔といい、ここに直腸や肛門などの消化器官の最下部と子宮、卵巣、膀胱が収納されている。骨盤腔に納まる内臓は骨盤内臓と総称される。一般に男性の骨盤は左右の径に対して上下方向の高さが大きいので深く、逆に女性のものは左右に開大しているが上下方向の高さは小さいので浅い、という性による差異（性差という）が顕著である。また骨盤を前方から見たとき、左右の恥骨がなす角を恥骨下角といい、その大きさは女性の骨盤ではおおむね手の親指と人差し指が作る最大角に、男性では人差し指と中指が作る最大角に相当する。女性の骨盤の形状は妊娠に適合したものとい

前上方から見た女性の骨盤

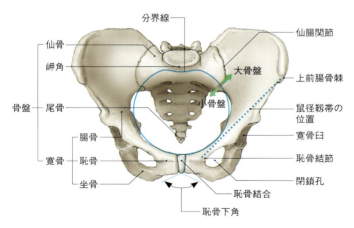

→ 胎児を入れた子宮ははじめ小骨盤内で大きくなる。さらに大きくなって小骨盤に納まりきれなくなると、大骨盤内にせりあがってくる。しかし妊娠の最末期になると頭部を小骨盤に入れるようになって、出産に備える。小骨盤が作る円筒状の空所は産道にもなっている

うことができる。骨盤には、上前腸骨棘（ズボンのベルトはここに引っかかる）と恥骨結節を結ぶ靱帯（鼠径靱帯）があり、これが腹部と下肢との境界部になる。外腹斜筋（152ページ参照）の停止腱が発達したもので、皮膚の上からも触知できる。

2-6 骨と骨の連結

　一般に、骨と骨との連結部は関節とよばれるが、非常に可動性の少ない連結から、きわめて大きなものまでいろいろな例がある。そのため、可動性がある程度大きなものだけを関節とよぶ場合もある。

2-6-1 運動性の大小に応じた関節の分類

　関節はいくつかの観点により分類されるが、そのひとつに、関節における運動性の大小に応じた分類法がある。

①可動性がない、あるいはほとんどない連結　骨と骨とが結合組織で連結されている場合、あるいはその結合組織に軟骨や骨成分が沈着する場合があり、こうした連結部では可動性がほとんどないか、連結されたふたつの骨が一体物となっている。骨盤を作る骨である寛骨は腸骨、恥骨、坐骨の3者が骨結合で一体になったものである。また、恥骨結合では、左右の寛骨が結合組織によって結ばれている（線維結合）。妊娠末期にはこの線維結合がゆるむため、産道を大きくする効果がある。脳頭蓋の骨どうしは、凹凸をなす側縁が相

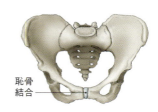

前上方から見た女性の骨盤（再掲）

互にかみ合う縫合という連結法をとり、これも可動性はほとんどない。

②可動性がある結合（狭義に関節といわれる）　この場合、ふたつの骨の一方の骨端は突出し、他方は陥凹している。前者を関節頭、後者を関節窩（関節臼ともいう）とよんでいる。関節頭と関節窩の間には滑膜という袋状の構造をはさんでいて、この袋の中に粘り気のある潤滑液（滑液という）が満ちている。滑膜をはさんだ関節は、全体が強靱な結合組織膜（関節包）で包まれ、さらにその外層にはバンド状の結合組織の束（側副靱帯）があって、これにより補強されている。また、激しい運動とともに大きな重量がかかる関節では、滑膜の内部に線維軟骨

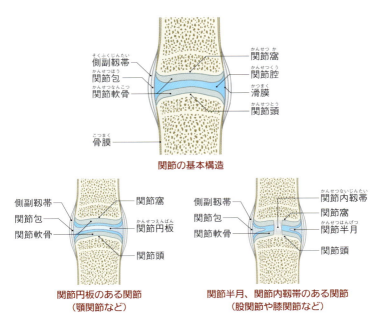

関節の基本構造

関節円板のある関節
（顎関節など）

関節半月、関節内靱帯のある関節
（股関節や膝関節など）

でできたクッションをはさむことがある。このクッションは形状により、関節半月（半月板ともいい、膝関節にある）、関節円板（顎関節にある）とよばれる。また関節面からでた結合組織の線維束がひも状の組織（関節内靱帯）となって、関節面どうしを結びつけていることもある。股関節の中の大腿骨頭靱帯や膝関節の前、後の十字靱帯がその例である。

2-6-2 形状に応じた関節の分類

　関節を作る骨の関節頭と関節窩の形状は非常に多彩で、その形状によって各関節における運動の方向性（運動軸という）や可動域が規定されてくる。関節を分類するにあたり、関節における運動軸がいくつあるかについて考えてみよう。

　たとえば、手の人差し指で基節骨と中節骨の間の関節（正確には指節間関節という）では、指先の屈曲と伸展だけができるが、外側あるいは内側へ向けた運動はできないし、ましてや、指先をねじるような運動もできない。そのため運動軸がひとつなので、一軸関節になる。手首の関節（正確には橈骨手根関節）では手首の屈曲・伸展のほか、母指側、小指側に向けて曲げること（外転と内転）ができる。この場合には運動軸がふたつあるので二軸関節である。肩関節では上腕骨を外転・内転、屈曲・伸展、さらに回旋（外旋と内旋）させることもでき、3方向の運動が可能で、それらを組み合わせると上腕骨を自在に回すことができる。多軸関節あるいは三軸関節の例である。

　次に、このような運動軸を考慮に入れつつ、関節を構成する関節頭と関節窩の形状に従って分類した場合の代表的な関節を見ていくことにする。これは関節の機能面を重視した分類ということができる。

(1) 球関節（例 肩関節・股関節）

　骨の関節頭がボール状に突出し、関節窩がソケット状に陥凹したもので、肩関節や股関節がその例である。上腕や大腿の屈曲と伸展、外転と内転、外旋と内旋の3方向への運動が可能で、可動性のもっとも大きな関節ということができる。多軸関節の例である。

　肩関節の場合、上腕骨と肩甲骨とで作られるが、肩甲骨の浅い関節窩に上腕骨の骨頭が関節頭として納まるので、上腕の屈曲・伸展、外旋・内旋、外転・内転の3方向の運動ができ、もっとも可動域が大きい関節である。関節窩が浅いことは可動域を大きくするうえでは好都合だが、脱臼をおこしやすいという問題もある。

　股関節は寛骨の関節窩（とくに寛骨臼という）に大腿骨の骨頭が入ってできる球関節の一例である。寛骨臼には軟骨が縁取りして、これにより関節窩は深くなっている。このように関節窩を深くする役割をはたす関節の補助装置は関節唇とよばれる。また大腿骨の骨頭から靱帯（大腿骨頭靱帯）がでて、寛骨臼とを結んでいるため、同じ球関節である肩関節に比べると脱臼しにくい構造になっている。その一方で、股関節は、関節頭の大部分が寛骨臼の内部にすっぽりとはまりこんでいるので、大腿骨の屈曲・伸展、外旋・内旋、外転・内転の3方向の運動が可能ではあるものの、可動域は肩関節に比べてかなり制限されている。

　生下時に寛骨臼の発達が不十分で深みが足りない場合には、股関節の脱臼をおこすことがある（先天性股関節脱臼、先股脱、英語名の頭文字を取ってLCCともいう）。生後のできるだけ早期に発見して、関節臼の発達を促す処置をしないと、歩行に際して後遺症が残る。

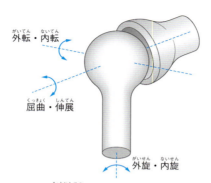

球関節の構造と3軸性の運動

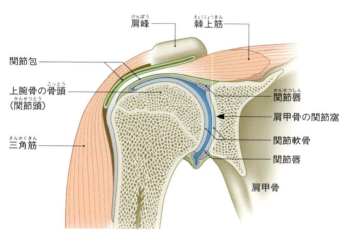

肩関節の前頭断面

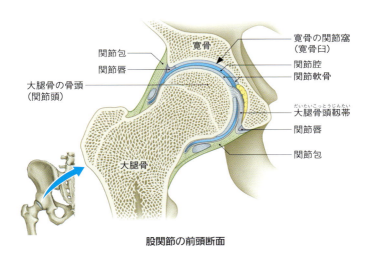

股関節の前頭断面

(2) 鞍関節（例 手根中手関節）

相対する関節面がちょうど馬の背に置く鞍のような形をしていて、それにより相互に直交する2方向の運動が可能な関節で、母指の手根中手関節がその例である。母指中手骨の屈曲と伸展、外転と内転の2方向（2軸性）の運動が可能になる。

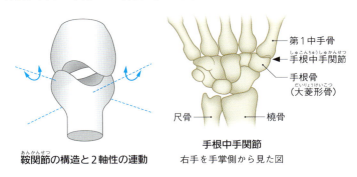

鞍関節の構造と2軸性の運動

手根中手関節
右手を手掌側から見た図

(3) 蝶番関節（例 腕尺関節）

　関節頭と関節窩が側方に大きく張りだして、あたかも扉の蝶番に似るのでこの名前がある。蝶番関節は一軸関節で、運動は1軸の屈伸運動だけが可能で、側方あるいは回旋運動は全くできない。代表的な蝶番関節としては、肘関節のひとつである腕尺関節があげられるが、これにより肘を屈曲から伸展まで180度の幅で屈伸させることができる。

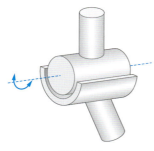

**蝶番関節の構造と
1軸性の運動**

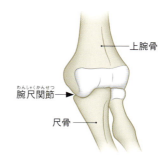

腕尺関節
左肘の前面をやや内側から見た図

　肘関節は、上腕骨、橈骨、尺骨の3者により構成される。そのため、各々の骨は腕尺関節、上橈尺関節、腕橈関節を作り、この3組の関節で肘関節ができあがっている。腕尺関節は蝶番関節だが、上橈尺関節は車軸関節（次の「(4)車軸関

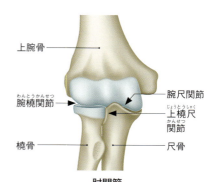

肘関節
右肘の前面を見た図

節」で説明)、腕橈関節は球関節である。つまり、同じ肘関節でも、個々の関節は構造が異なり、それゆえに運動性も異なっている。

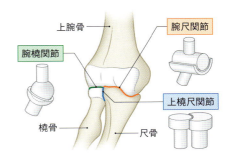

3種類の関節から構成される肘関節
右肘の前面をやや内側から見た図

(4) 車軸関節 (例 上橈尺関節)

　関節頭が円盤状でその側方が、陥凹した関節窩と関節をなすもので、長軸方向に対して回転する運動が可能になる。肘関節の上橈尺関節や第2頸椎 (軸椎) の歯突起と第1頸椎 (環椎) が作る正中環軸関節 (85ページ図、写真参照) がその例で、この関節により前腕の回内・回外運動 (ドアのノブを回転する際に手首を回す動作など)、頭を左右に振る運動が可能になる。

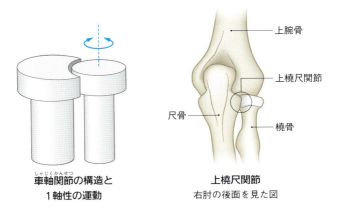

**車軸関節の構造と
1軸性の運動**

上橈尺関節
右肘の後面を見た図

（5）その他の関節

顆状関節（楕円関節ともいう）、平面関節とよばれるものもある。顆状関節は橈骨手根関節にその例を見るが、球関節の変形で関節頭は半楕円体をなし、それを受ける関節窩は船底状をなしている。2軸性ではあるが1方向の運動が大きい割には他方向の運動は制限される。

平面関節（椎骨がひとつ上あるいは下の椎骨との間で作る椎間関節がその例）は関節頭と関節窩が平面状で運動域はかなり制限されている。

 Zoom up

膝関節の構造

人体最大の関節である膝関節は、大腿骨、脛骨が作る関節と、大腿骨と膝蓋骨が作る関節の両者を含んでいる。機能的には蝶番関節に似ているが、構造的には顆状関節のグループに属する。膝関節は、体重もかかるうえ、激しいスポーツにより損傷を被ることが多いため、臨床的には非常に重要なものである。大腿骨の関節頭は内側顆と外側顆の2個の突出（93ページ図参照）を持つのに対して、脛骨の関節面は平板状である。そこで、関節内に左右2個の関節半月（線維軟骨でできている）があって、これが関節の安定に寄与している。しかし、非常に大きな荷重が加わるのは関節半月であるうえ、関節半月には血管の進入がないので、損傷を受けると自然治癒が困難になるという問題もある。膝関節ではさらに関節内靱帯として、前十字靱帯、後十字靱帯の2者が相互に交差する方向に配置して大腿骨と脛骨の関節面どうしを結合している。前十字靱帯は脛骨の前方への、後十字靱帯は後方への過度のズレを防止している。また側副靱帯が関節の補強に大きな役割をはたしているが、これも損傷を受けることが多く、靱帯の損傷は捻挫とよばれて、よく経験する。相撲や柔道、ラグビーなど、激しいスポーツをおこなう選手にとって膝関節の関節半月や靱帯の損傷は致命的なものになることがある。

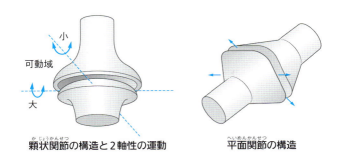

顆状関節の構造と2軸性の運動

平面関節の構造

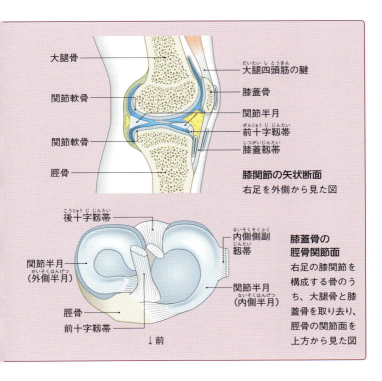

膝関節の矢状断面
右足を外側から見た図

膝蓋骨の脛骨関節面
右足の膝関節を構成する骨のうち、大腿骨と膝蓋骨を取り去り、脛骨の関節面を上方から見た図

追補 人体の断面と運動の方向

　これからからだの成り立ちを考えていくにあたり、いろいろな器官と器官系の関係をあらかじめ見ておきたい。これは本書の目次にも相当する。また身体運動の方向に関する用語や、人体図を見るうえでの基本的なルールを知っておくと便利なものである。からだの概括的な区分も頭に入れておいた方がよいだろう。次章以降の導入として、本項では補足的にこうした事項を網羅しておくことにする。

① 器官と器官系

　人体のバーチャル解剖として、腹壁を正面から縦に切り開いて、その内部をのぞいてみたとしよう。腹腔には胃や小腸、大腸がある。これらはすべてひとつひとつの器官である。胃からさらに上方へ解剖を進めると、食道があり、そのまま口腔に続いてくる。逆に胃から下方へたぐっていくと小腸、大腸があり、その先には直腸があり、肛門に続く。また、小腸の起始部である十二指腸は、細い管によって膵臓（胃

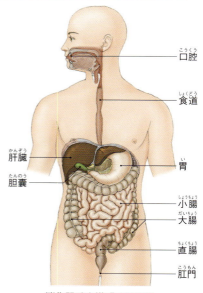

消化器系を構成する器官
（本書第5章より）

の裏側にある）や肝臓、胆囊にも続いていく。これらの器官はいずれも消化機能に関連した器官群なので、消化器系とまとめることができる。

　同様に、鼻の穴（鼻腔）、のど（咽頭）を経て喉頭、気管、気管支とその続きである肺に至るまでの器官は、呼吸に関連したものであるから、呼吸器系とひとまとめにできる。

　このようにからだを作るすべての器官はその機能的な関連にもとづいて、器官系という11種ほどのグループ（下表）にまとめられ、これらの器官系の組み合わせで人体が構成されていることがわかる。本書では、これらの器官系に含まれる器官の構造と機能が順次解説される。

骨格系（第2章）
体幹の骨（頭蓋骨、椎骨、肋骨、胸骨）、上肢骨（上肢帯の骨、自由上肢の骨）、下肢骨（下肢帯の骨、自由下肢の骨）、関節

骨格筋系（第3章）
頭部、頸部の筋、体幹の筋、四肢の筋

循環器系（第4章）
心臓、動脈、静脈、毛細血管、リンパ管系

消化器系（第5章）
口腔、食道、胃、小腸、大腸、肛門、大唾液腺、肝臓、膵臓

呼吸器系（第6章）
鼻腔、咽頭、喉頭、気管、気管支、肺

血液と血球（第7章）
赤血球、白血球、血小板

リンパ系器官と生体防御（第8章）
扁桃、胸腺、脾臓、リンパ節

泌尿・生殖器系（第9章、第14章）
腎臓、尿管、膀胱、尿道、精巣、精管、卵巣、卵管、子宮、外生殖器

内分泌系（第13章）
下垂体、甲状腺、副腎

神経系（第10、11、12章）
脳、脊髄、末梢神経

感覚器系（第15章）
皮膚、眼球、聴覚・平衡覚器、味覚器

器官系と各器官系に含まれる器官の一覧
骨格系と骨格筋系をまとめて運動器系とすることがあり、この場合には10項目の分類となる

② 人体の運動の方向と断面

(1) 解剖学的位置と運動の方向

　人体の運動の方向を考えるとき、基準になる体位を設定して、その状態からどの方向へどんな運動がおこなわれるかと考えるのが合理的である。この基準となる体位は解剖学的位置とよばれ、ヒトの場合では左右の足をそろえた立位で、上肢は指先を伸ばして下方に、手掌（手のひら）を前方に向け、目は前方を正視した状態である。

　からだの運動は解剖学的位置からからだの3方向の面（正面から見た面、側方から見た面、水平断面、水平断面については116ページ参照）についての運動を基本としている。前方から見て上・下肢を外方（体幹あるいは体軸から遠ざかる方向）へ向けた運動を外転、その逆に内方へ向けた運動を内転という。たとえば、股を開くのが外転で、開いていた股を閉じる方向への運動が内転である。

　側方から見て上肢、手首や指、下肢や足首を屈曲させる運動に対して、伸ばす運動を伸展という。頭をう

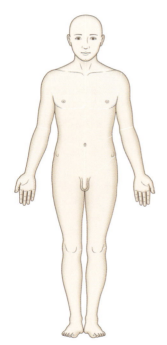

解剖学的位置

なだれる運動は頭部の屈曲で、もとに戻す運動が伸展である。屈曲と伸展のように、ある運動に対して逆の運動を拮抗する運動とよぶ。

体幹や四肢をその長軸に沿って回転させる運動を回旋という。回旋には外旋と内旋がある。たとえば立位で前方を向いていたつま先を外側に向ける運動は下肢の外旋であり、もとに戻すのは内旋になる。また頭を左右に振る運動も外旋で、それをもとに戻すのは内旋である。頭を右側方を見る方向に外旋する運動は右回旋、その逆を左回旋ということもある。前腕部を内

1 外転と内転運動

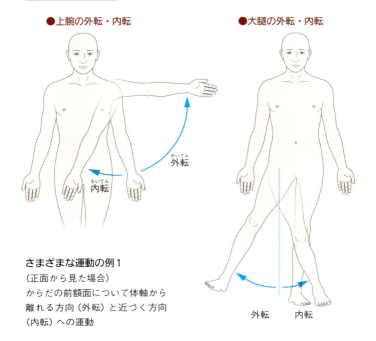

●上腕の外転・内転
外転（がいてん）
内転（ないてん）

●大腿の外転・内転
外転　内転

さまざまな運動の例 1
（正面から見た場合）
からだの前額面について体軸から離れる方向（外転）と近づく方向（内転）への運動

2 屈曲と伸展運動

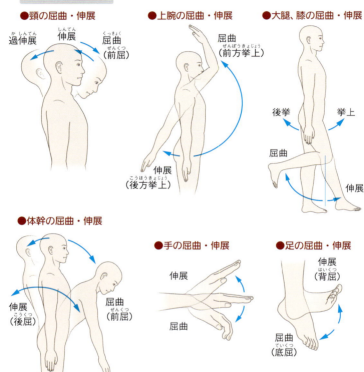

さまざまな運動の例2（側方から見た場合）

体幹や四肢の垂直な軸に対して屈曲させる運動とそれをもとに戻す伸展運動がある。上肢では肩関節で上腕を挙上する運動、肘関節で前腕を曲げる、手首や指を曲げる運動が屈曲運動で、これに対して屈曲した状態からもとの位置に戻す運動が伸展運動になる。下肢では、大腿を後方へ振り上げる、膝を曲げる、足首や足指を曲げる運動が屈曲運動になるが、大腿や足首の屈曲についてはそれぞれ後挙、底屈という用語が用いられる。屈曲した各部をもとに戻す運動が伸展であるが、大腿や足首についてはそれぞれ挙上、背屈という

旋、外旋させる運動の場合には、橈骨と尺骨が交差する方向に運動するので、回外・回内という用語が使われる。扇子を動かす運動はまさに回外・回内運動の繰り返しである。そのほか足の裏を内側に見せる方向への運動（内反）、外側に見せる運動（外反）もある。

これまでに述べたからだの運動の方向は、非常に単純化された運動にあてはまるが、実際にヒトの日常行動では、いくつもの運動を組み合わせた複雑な運動をおこなう場合も多い。たとえば野球の投手が投球前にワインドアップと称して腕を大きく回転させる運動がある。これは肩関節を中心にして、肘に弧を

3 外旋と内旋運動

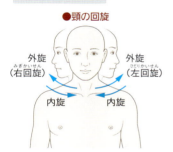

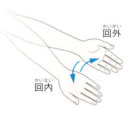

さまざまな運動の例3
（水平断面で考えた場合）

体幹や四肢において、長軸に沿って外方および内方に回す運動をそれぞれ外旋、内旋運動という。頭部は外旋によって側方を向き、内旋によってもとに戻る。上肢では肩関節に対して上腕骨を外旋、あるいは内旋させる運動、下腿では股関節に対して大腿を外旋、内旋させる運動がある。前腕部で外旋によって橈骨と尺骨が平行になり、内旋により交差する状態になる。そのため前腕部を長軸方向に回転させる運動をとくに回外・回内という

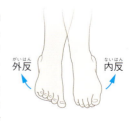

描かせる運動（専門的には分回し運動ともよばれる）で、上腕の屈曲・伸展運動と外転・内転運動の組み合わせになっている。

運動の方向あるいは器官形成における器官の回転運動を表現するにあたり、軸という言葉を用いることがある。本書で用いられているいくつかの例をあげておこう。

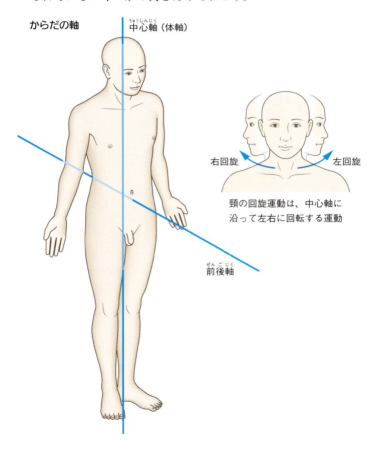

からだの軸
中心軸（体軸）
前後軸

右回旋　左回旋

頸の回旋運動は、中心軸に沿って左右に回転する運動

からだの中心軸とは、立位で頭頂部から会陰に向けてまっすぐ下方に降ろした線を中心にして回転がおきる場合に用いる。会陰とは肛門と陰嚢の後端（女性では腟前庭の後端）を結ぶわずかな領域をいう（「第14章 生殖器系」参照）。

　似た用語で長軸というのがある。これは四肢などの長いものについて、その長さ方向に回転がおきる場合の回転軸をいう。外旋・内旋は下肢、上腕の長軸方向の回転に際して、同様に回外・回内は前腕部の長軸方向の回転にあたり用いる。前後軸は立位にあるからだあるいは器官について、その前方から後方へ向けて設定した軸を指し、この軸に対しての回転がおきる場合に用いる。

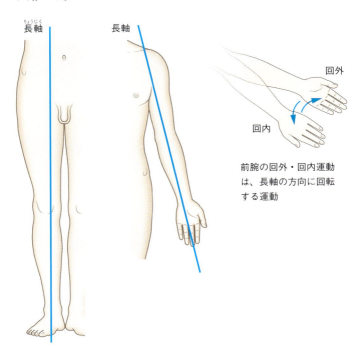

前腕の回外・回内運動は、長軸の方向に回転する運動

（2）人体の部位

　人体を概観すると、体幹と四肢が区分される。体幹は胴とその上に頸部、頭部が乗っていて、四肢には左右の上肢と下肢とがある。多くの哺乳類では、体幹の背側下部に尾が伸びているが、ヒトではすっかり退化していて外部から認めることはできない。胴は胸部、腹部、骨盤部に細区分され、胴の後面（背面ともいう）は背部、頸部の背面は項部（項）、骨盤部の背面は殿（臀）部という。臀は当用漢字にないため殿という字で代用

人体各部の名称①　前面

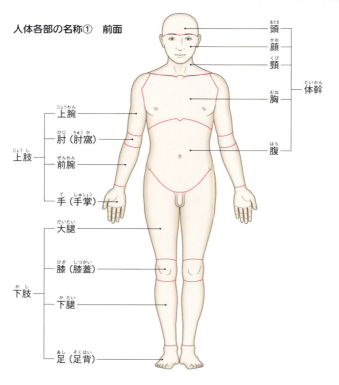

されている。腹部と大腿は鼠径部(そけいぶ)という浅い溝で境界されている。上肢は肘関節より上の上腕、下方の前腕、手根関節より下方の手の3部分が区分される。下肢も同様に膝関節より上方の大腿、下方の下腿、足関節より下方の足部を区分する。また、部位を補佐する用語として上、下、内、外、前、中、後がある。とくに胎児の場合には、体軸がC字形に大きくカールしているので、上下で表現するのがふさわしくないことがあり、この場合には吻側(ふんそく)(くちばし側、つまり頭方)、尾側(びそく)という用語を使う。

人体各部の名称② 後面

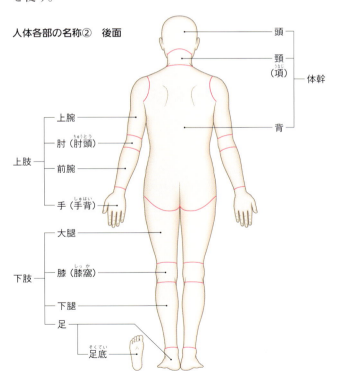

(3) 人体の断面

　もともと人体は立体的なものであるため、いろいろな面で切った断面図を用いて説明することが多い。横断面（立位にあるからだで体軸を切る方向）には水平断面（体軸に直行する切断面）と斜断面（体軸を斜めに切る）がある。前方より削り落とすように切る面を前頭断面（前額断面ともいう、額あるいは前頭部に平行な断面という意味）、上下を含めて前後方向に切る面を矢状断面といい、とくに正中部での矢状断面を正中矢状断

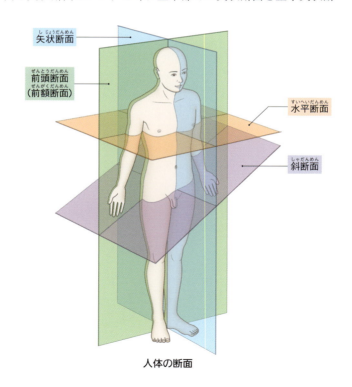

人体の断面

面という。前方あるいは後方から矢が飛んできて、それにより切られたと考えてこのようなよび方がされている。水平断面、矢状断面、前頭断面は相互に直交することになる。解剖図を見るとき、どの部位がどの面で切られたものをどの方向から見ているかに留意することが、とくに大事である。

第3章 骨格筋系

　筋肉には両端を骨に付着させて骨の運動にかかわる骨格筋、心臓壁を構成する心筋、消化管などの中空性の内臓や血管の壁を構成する平滑筋の3者がある。いずれも細長い細胞からできているので、筋肉の細胞を骨格筋線維、心筋線維、平滑筋線維ということも多い。3種の筋肉のうち、運動器官に含まれるものは骨格筋だけで、心筋は心臓に、平滑筋は全身のいろいろな器官の中に含まれている。そのため、心筋や平滑筋はそれぞれの器官の項で考えることにして、ここでは骨格筋についてだけ述べる。

　骨格筋の最大の特徴は、神経による刺激に呼応して収縮をおこして短縮し、刺激が終わるともとの長さに戻っていく（これを弛緩という）ことにある[※]。そのため、骨格筋がおこなう運動は収縮と弛緩の繰り返しである。神経による刺激とは、骨格筋に分布する運動神経線維によるもので、神経線維は中枢神経系（「第11章　神経系Ⅱ」参照）からの命令、言い換えると自分の意思に従って指令を骨格筋に伝え、それに応じて収縮がおこなわれている。自分の意思に応じて運動をするため、骨格筋は随意筋とよばれ、自分の意思で制御できない不随意筋（心筋や平滑筋）から区別されている。こうしたことより、随意筋である骨格筋は神経系に異常が発生すると、意図した運動がおきなくなったり（運動麻痺）、自分の意思とは異なる運動（不随意運動）を生じることもしばしば認められる。

　筋肉は収縮することにより、力を発揮する。そのため、収縮には大きなエネルギーが必要で、筋肉の細胞である骨格筋線維にはエネルギー産生装置であるミトコンドリアと、エネルギーの素材であるグリコーゲンが豊富に含まれていることも大きな特徴である。

※骨格筋は刺激に反応して収縮すると述べたが、とくに刺激が加わらなくても収縮するケースがある。それは死亡後におきる筋肉の硬直（死後硬直あるいは死体硬直という）である。死後硬直は死亡後数時間頃から発生して、力を加えても関節を動かすのが困難なほど硬直↗

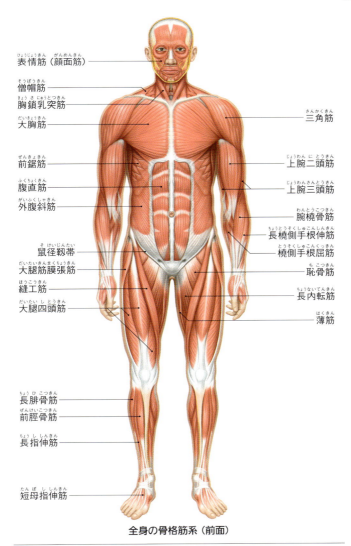

全身の骨格筋系（前面）

→が強くなり、12〜18時間頃に極値に達する。こうした死後硬直はATPの減少によっておきると考えられている。しかし、それ以降、筋肉の融解が進むため、次第に硬直が解除されてくる。

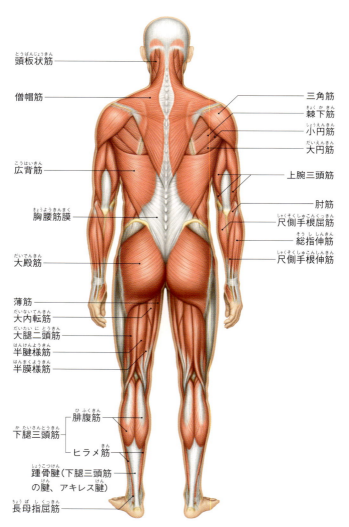

全身の骨格筋系（後面）

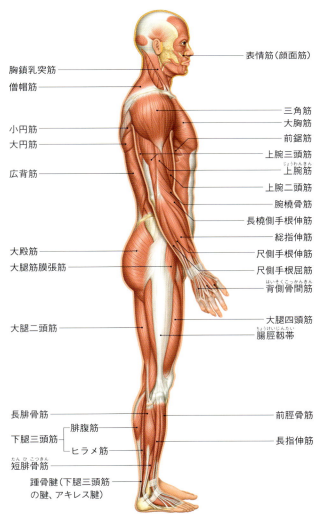

全身の骨格筋系（右側面）

3-1 骨格筋の構造と機能

あるひとつの筋肉を一端から他端へ向けて長軸方向に分解していくと、細くて長い骨格筋線維に分解することができる。言い換えると、骨格筋線維が束になったものが骨格筋というわけである。

3-1-1 骨格筋のマクロ構造

骨格筋は、一端が骨からはじまり（この一端を起始とよぶ）、他端は1個ないしそれ以上の関節をまたいで別の骨に付着（停止とよぶ）している。骨格筋の中央部（筋腹）は太く両端が細くなって紡錘状をなすものが多いが、薄い被膜状を呈するものなど、筋肉の形状は多彩である。

骨格筋の端は腱に移行して、実際に骨に付着するのはこの腱の部分である。腱は膠原線維の糸が集積してロープのような強

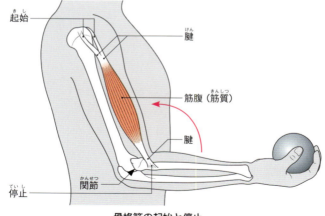

骨格筋の起始と停止

靫な束を作ったもので、骨格筋の収縮により腱が引き寄せられて、関節を介した骨の屈曲・伸展、内転・外転など、いろいろな運動がおきるわけだ。一般に、体幹と四肢を結ぶ筋肉では体幹に近い側が起始で、遠い側が停止、体幹の中では正中に近い側を起始とすることが多い。また起始と停止によって名前が付けられている筋肉もたくさんある（一例として、胸骨と鎖骨からはじまって側頭骨の乳様突起に停止する胸鎖乳突筋）。

　皮筋とよばれる筋の場合は、例外的に骨からはじまって皮膚に停止している。そのため、このグループの筋の作用により皮膚の動きが発生する。ヒトでは顔面の表情筋はその例である。

　1個の骨格筋は筋膜（正確には筋外膜）という膠原線維でできた被膜で包まれている。さらには、筋外膜から派生した膜状の成分が筋の深部にまで進入して、筋線維をいくつもの束にまとめた区画を作っている。この区画を包む被膜が筋周膜で、筋

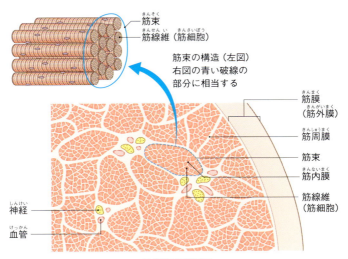

骨格筋の断面図

周膜は10本から数十本の筋線維群を束ねている。こうして束ねられた筋線維群を筋束とよぶこともある。

　筋周膜をつくる結合組織の中を血管やリンパ管、神経が走行している。筋周膜からさらに深部に向けて薄い膠原線維膜がでてきて、1本1本の筋線維（筋細胞）を取り囲んでいる。個々の筋線維を包む被膜は筋内膜で、筋周膜にあった毛細血管や神経が枝分れしながら筋内膜の中を走行して筋線維の近傍にまで進入していく。こうした関係をミクロからマクロ的な視点に積み上げて見ていくと、小さな細胞がたくさん集まって次元のより大きなものを生みだすにあたって、いつもこのような段階を踏まえて発展させることは生物のからだ作りの基本的戦略である。

3-1-2 骨格筋の形状

　筋肉の形状も多彩である。たとえば、筋腹が太く両端が細い紡錘状筋（前腕の長掌筋など）、起始が複数あるもの（上腕二頭筋、上腕三頭筋、大腿四頭筋など）、いくつもの肋骨に付着するために付着部がのこぎりの刃のような形状をなす鋸筋（前鋸筋、上後鋸筋、下後鋸筋など）、筋腹が複数ある二腹筋（顎二腹筋など）や多腹筋（腹直筋など）、同心円状に走行するもの（眼輪筋、口輪筋、135ページ図参照）などである。

3-2 骨格筋の収縮のしくみ

　骨格筋を構成するすべての筋線維には神経線維が到達していて、神経からの刺激に反応して筋線維は収縮をおこしている（「第12章　神経系Ⅲ」参照）。神経による刺激はいっせいに発せられるので、あるひとつの骨格筋を作るすべての筋線維が同期して収縮するため、筋肉全体の収縮が生まれてくる。

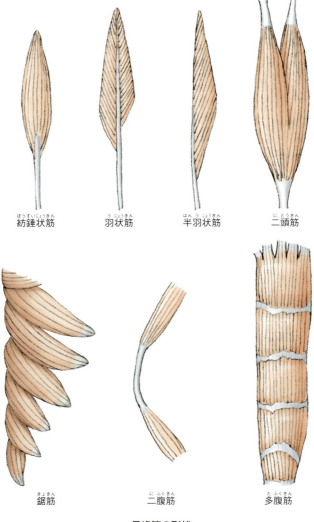

骨格筋の形状

3-2-1 骨格筋の微細構造

　骨格筋線維は多数の核を持つ多核細胞で、骨格筋の単位となる細胞である。顕微鏡で見ると、両端を結ぶ方向（長軸方向）に対して直交する方向に明暗の縞模様が繰り返されていて（横紋構造）、この横紋構造の存在が横紋筋の名前となっている。

　1本の筋線維（または筋細胞）の直径は10〜100μm（1μm = 0.001mm）で、その長さは短いもので数mmほどだが、長い場合には数十cmにもおよぶ巨大なものもある。筋線維の細胞質には筋原線維という細糸が充満しており、これにも横紋構造が認められる。というよりは、筋線維内のすべての筋原線維が持つ明暗のパターンが同調しているので、1個の細胞にも全体として横紋構造が見えてくると考えるべきである。つまり、横紋筋の横紋構造の由来が筋原線維の整然とした配列にある。

　それでは、筋原線維の横紋構造はどのようにして発現してくるのだろうか？　1本の筋原線維を電子顕微鏡で見ると、アク

骨格筋の微細構造（次ページ図解説）
骨格筋（たとえば上腕二頭筋）は筋線維とよばれる大量の多核細胞が束になったものである（1）。個々の筋線維の中には筋原線維という細線維が充満している（2）。筋原線維を電子顕微鏡で見ると、アクチンフィラメント（赤でしめす）とミオシンフィラメント（緑でしめす）が整然とした配置のもとにできあがっている様子（3）がわかる。アクチンフィラメントはアクチンという球状タンパク質の分子が長くつながってフィラメントになったもので、ミオシンフィラメントもミオシン分子が束ねられてフィラメントを作っている（5）。筋原線維を横断して見る（4）なら、アクチンフィラメントは正六角形のパターンになるように配置されている（4-d）。一方のミオシンフィラメントはアクチンフィラメントが作る正六角形の中心に納まるように位置しているので、正三角形のパターンになっている（4-a〜c）。大きく拡大した筋原線維の一部を長軸方向で見る（3）なら、長いアクチンフィラメントは隣のアクチンフィラメントと尻どうしで連続していて、尻どうしの連結部がたくさん集まると顕微鏡下に濃い線（Z線という）となって見えてくる（128ページへ続く）

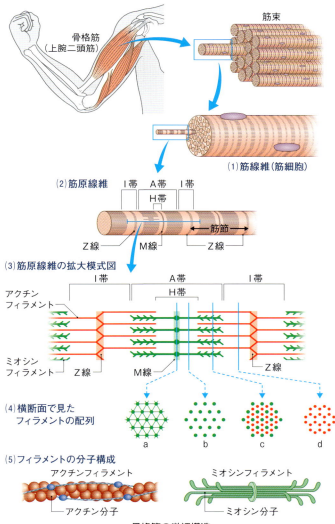

骨格筋の微細構造

チンというタンパク質の分子により作られた細いフィラメントと、ミオシンというタンパク質による太いフィラメントが図にしめすようにきわめて整然とした配置のもとに並び、その集団が筋原線維を構成していることがわかる。つまり、アクチンフィラメントがその尻どうしでつながり、間にミオシンフィラメントをはさみ込んで長軸方向に長くなっている。

また、横断面で見るとアクチンフィラメントは蜂の巣のように見事な六角形をなして並んでいて、その中央にミオシンフィラメントが配置されている。そのため、1本のミオシンフィラメントは6本のアクチンフィラメントに囲まれているということができる。

筋を縦方向に切った面で見ると、アクチンフィラメントとミオシンフィラメントが重複した領域（A帯という）は暗調に、アクチンフィラメントのみの領域（I帯）は明調に見えていて、A帯とI帯の繰り返しが暗と明の横紋構造の成因であることがわかる。またアクチンフィラメントどうしの結合部には暗調な線（Z線という）が認められ、Z線から隣接する次のZ線までを筋節とよんでいる。そのため、筋原線維は筋節がつながって長くなったもので、横紋構造はアクチンフィラメントとミオシンフィラメントの整然とした配置によって生まれてきたことがわかる。

骨格筋の微細構造（次ページ図解説）

（126ページからの続き）Z線から次のZ線までを筋節というが、無数の筋節がつながって長くなったものが筋原線維なのだ。筋節では太いミオシンフィラメントの部分はアクチンフィラメントとの重なりもあるため、暗調に見える（A帯という）一方で、アクチンフィラメントだけの部分は明調に見える（I帯という）。明暗のこの繰り返しが横紋構造として光学顕微鏡でも目にすることができ、横紋筋の名前の由来になっている。また筋原線維を横断すると、横断された部位に応じて（4 - a～d）のように両フィラメントの三次元的な配置のパターンが見て取れる。2者のフィラメントの精巧な配置に筋肉の収縮のしくみが隠されている

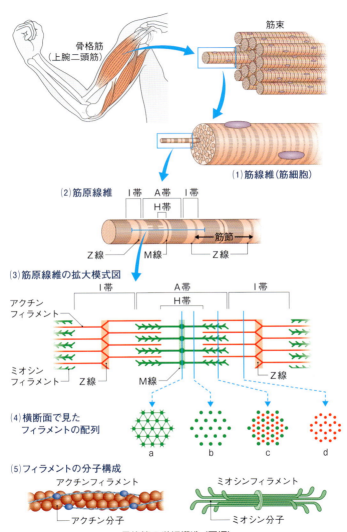

骨格筋の微細構造（再掲）

3-2-2 筋収縮のしくみ

　微細構造が明らかになると、収縮のしくみも見えてくる。筋肉の収縮は、ミオシンフィラメントに対してアクチンフィラメントの滑り込みがおきることによる。つまり、ミオシンフィラメントから側方に突きでたミオシン分子の頭部がアクチン分子と接触しているが、頭部が首ふり運動をすることで、両フィラメントどうしの滑り込みが発生する。その結果、両者のオーバーラップする部分が大きくなり、筋節の長さが短縮する。この短縮がすべての筋節でいっせいにおきると、筋原線維自体にも短縮が発生し、1個の細胞内ですべての筋原線維が同期して短縮すれば、筋線維自体の収縮がおきるであろう。そのうえ、ある筋肉、その中の筋線維がいっせいに収縮するなら、骨格筋の収縮が発生することが了解できるはずだ。

　ミオシンフィラメントとアクチンフィラメントとの滑り運動（言い換えるとミオシン分子の頭部の首ふり運動）が発生するためにはATP（アデノシン3リン酸）が必要で、ATPの分解に際して発生するエネルギーが、筋収縮のエネルギーとして利用されている。ミオシン分子の頭部がATP分解酵素の活性を持っていて、ATPを分解してエネルギーを発生させているわけだ。1個の分子が生みだす力は小さくても、それがまとまっていっせいに活動するなら、そのままマクロ的な筋運動につながって、大きな力を発揮する。分子の協働運動により自分のからだの働きが生まれてくる実態を、ここに的確に見ることができる。

　アクチンフィラメントとミオシンフィラメントの滑り運動によって筋の収縮が発生するのは、横紋構造を持つ心筋についても全く同様である。平滑筋の場合には、これらのフィラメントの空間的な配置が横紋筋の場合ほど明瞭ではないが、やはり同じ2種のフィラメントの滑り運動が収縮のメカニズムであると

考えられている。

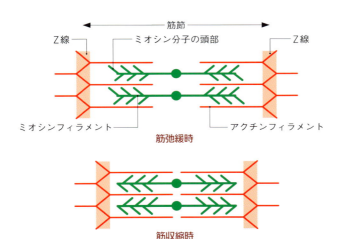

ミオシン分子頭部の首ふり運動による筋肉の収縮

横紋筋の収縮のしくみ
129ページの図で見たとおり、アクチンフィラメントとミオシンフィラメントの整然とした配置のもとに筋原線維はできあがっている。ミオシン分子はその一端に頭になる部分があり、ここがATP分解酵素の活性を持っている。ミオシン分子が束になってできたミオシンフィラメントは、アクチンフィラメントが作る正六角形パターンの中心に位置しているため、ミオシンフィラメントの頭部はアクチンフィラメントと接触していることがわかる。筋収縮の指令がくるとミオシン分子の頭部がいっせいに屈曲（首ふり運動といってもよい）するため、アクチンフィラメントとの間に滑り運動が発生する。その結果、筋節（Z線から隣のZ線まで）が短縮するようになる。アクチンフィラメントもミオシンフィラメントも短縮するわけではなく、オーバーラップした部分だけが短くなっていることに注意していただきたい。このとき、ミオシン分子の頭部はATPを分解して、それによって発生したエネルギーを首ふり運動に利用している。こうした筋節の短縮がすべての筋原線維に、さらには筋線維のすべてでいっせいにおこなわれると、横紋筋が全体として短縮するようになる。分子におきた小さな変化が全部まとまって、全体として筋収縮という強大な力を生みだすわけだ

3-2-3 神経による筋収縮の制御

　すべての骨格筋線維には神経線維が到達していて、神経の興奮が神経線維の末端まで到達すると、この興奮が筋線維に伝達されて筋線維の収縮がおきる。そこで次に神経の興奮が筋の収縮に至るまでのメカニズムについて考えることにしよう。

　神経線維の終末端には小さなふくらみがあってこれが筋線維の膜に接着して、シナプスという特殊な構造を形成している。このシナプスは神経が筋肉に接合する部分であるため、神経筋接合部（運動神経の最末端との意味より運動終板の名もある）ともいわれる。

　シナプスの神経線維の最終末端の中には、直径が50nm（1nm＝0.001μm）ほどの小さな袋（シナプス小胞）があり、この中にアセチルコリンという物質を蓄えている。神経細胞体に発生した興奮が神経線維を伝導されてシナプスまで到達すると、アセチルコリンが放出（開口分泌、38ページ参照）され、このアセチルコリンが骨格筋線維の細胞膜を興奮させる。このとき、アセチルコリンは筋細胞膜にあるナトリウムイオン（Na^+）チャネルを開放にするため（59ページ参照）、Na^+の流入がおき、これが引き金になって筋細胞膜の興奮が誘発される。

　骨格筋線維の細胞膜の興奮は直ちに細胞内部にまで伝導され、細胞内の筋小胞体という小袋に貯蔵されているカルシウムイオン（Ca^{2+}）を細胞質へ向けて放出させる。細胞質におけるCa^{2+}の濃度上昇がアクチンフィラメントとミオシンフィラメントの滑り運動を招来させるわけだ。この場合、アセチルコリンは神経細胞の興奮を筋細胞へ伝達する働きを担うので、神経の伝達物質とよばれている。神経細胞間で興奮を伝達する物質はほかにもたくさんあるので、アセチルコリンは神経伝達物質のひとつとして、生体で重要な役割を営む物質である（シナ

プスについては神経の項で詳しく解説してあるので、「第10章 神経系Ⅰ」を参照されたい)。

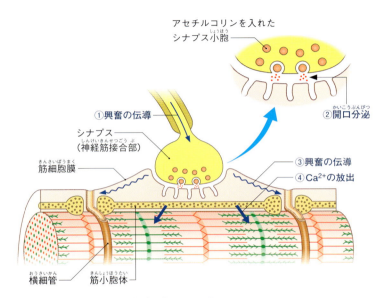

神経の興奮により骨格筋が収縮するしくみ

個々の筋線維には神経がやってきて、筋細胞膜とともにシナプスとよばれる構造を形成している。神経の興奮(詳細は「第10章 神経系Ⅰ」参照)がシナプスまで伝導されてくる(①)とシナプス小胞に詰め込まれている伝達物質(ここではアセチルコリン)が開口分泌されて、アセチルコリンが筋細胞膜の興奮を誘起し(②)、やがて筋細胞膜の全領域が興奮する。筋細胞膜から内部の筋原線維に向けてたくさんの管状構造(横細管)が進入していて、この膜も興奮する(③)。横細管には筋細胞の小胞体(筋小胞体)が隣接していて、その中にカルシウムイオン(Ca^{2+})が貯蔵されている。横細管の興奮により、筋小胞体の中からCa^{2+}がアクチンフィラメント、ミオシンフィラメントに向けて放出され(④)、これが刺激となって両フィラメントの滑り運動(「3-2-2 筋収縮のしくみ」参照)、つまり筋の収縮が発生する

> **コラム　筋弛緩剤**
>
> 南米の先住民は、植物から取りだしたクラーレという物質を矢の先につけて、狩猟をおこなっていた。クラーレには、神経筋接合部のアセチルコリン受容体に先回りして結合するという作用がある。そのため、真正のアセチルコリンが結合できなくなって筋肉の収縮は阻害され、弛緩したままになる。クラーレの矢を受けた獲物は筋肉の弛緩により動けなくなるので容易に捕獲されるというわけだ。つまり、クラーレは筋弛緩剤として作用するのである。クラーレと同様の作用を持つ筋弛緩剤が開発されていて、外科手術の際などに骨格筋の緊張を解くために広く利用されている。南米の先住民の知恵が医療の現場で活躍しているというわけだ。

3-3 全身の骨格筋

　関節をまたいですべての骨には骨格筋が付着しているので、全身の骨格筋の数は膨大なものとなる。そこで、あるひとつの運動をおこす複数の筋肉は筋群としてグループ化されている場合も多い。ここでは部位ごとに体表から触知できる筋肉など、代表的な筋について見ていきたい。

3-3-1 頭頸部の筋肉

　頭頸部には、眼・鼻・口・耳など、人体の活動にとって重要な感覚器官が集中している。頭頸部の筋肉はこうした器官を保護するとともに、頭頸部の繊細な運動や表情の発現にかかわっている。

（1）顔面の筋肉

　顔面の表層の筋肉は骨からはじまって皮膚に停止するので、

皮筋とよばれている。皮筋の収縮により、皮膚が動くので喜怒哀楽に応じた顔面の表情が生まれてくる。表情筋ともよばれるゆえんである。顔面の表情筋は下図に見るように多彩であるが、いずれも顔面神経（「第12章 神経系Ⅲ」参照）の支配を受けている。そのため顔面神経麻痺がおきると、罹患した側の筋肉が麻痺する一方で、反対側の筋肉が収縮するので、顔面の左右対称性が失われる。

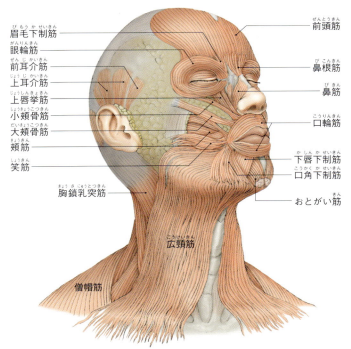

表情筋（右斜め前から見る）
表情筋ともよばれる顔面の表層の筋肉は、骨からはじまって皮膚に停止する皮筋で、収縮により皮膚を動かして顔面の表情を生む。胸鎖乳突筋、広頸筋は頸部の筋肉、僧帽筋は背部の筋肉である

（2）咀嚼筋

　頭蓋の骨と下顎骨を結ぶ骨格筋が4個あり、いずれも下顎の挙上、あるいは前方、側方への運動、つまり咀嚼運動に関与するものである。この4筋とは、側頭筋、咬筋、外側翼突筋、内側翼突筋で、三叉神経（「第12章　神経系Ⅲ」参照）の第3枝、下顎神経の支配を受けている。こめかみに指をあてて奥歯を食いしばると、ぴくぴくと触れる筋肉が側頭筋で、この部分がこめかみとよばれる理由がわかる。口をかたく閉じると咬筋も硬くなって、容易に触知できる。

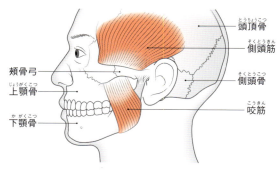

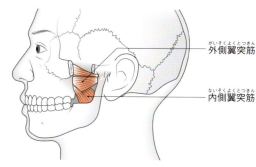

咀嚼筋（左側面）
下の図は、外側翼突筋、内側翼突筋が見えるように咬筋、側頭筋と下顎骨の一部を取り去った

（3）頸部の筋肉

頸部の筋肉は、表層から順に以下の筋肉が積み重なっている。

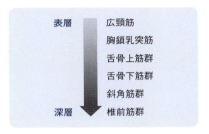

表層 → 深層
- 広頸筋
- 胸鎖乳突筋
- 舌骨上筋群
- 舌骨下筋群
- 斜角筋群
- 椎前筋群

広頸筋　頸部最表層にある非常に薄い筋肉で、下顎骨からはじまり第2肋間の高さで皮膚に停止する皮筋である。位置的には頸部の筋肉に含められるが、顔面の表情筋の一部が頸部まで張りだしてきたと理解すべきものである。

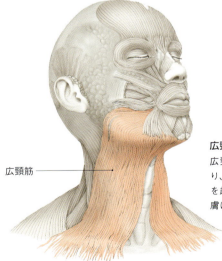

広頸筋

広頸筋（右斜め前から見る）
広頸筋は皮膚のすぐ下にあり、下顎骨からはじまり鎖骨を越えて第2肋間の高さで皮膚に停止する皮筋である

胸鎖乳突筋　胸骨および鎖骨から外側上方に向かって側頭骨の乳様突起（耳介の後下方にある母指ほどの突起、下図参照）に付着する筋肉で、生体でも頭頸部の運動により明瞭に浮きでてくる。頭部を側方に傾ける働きをする。左右が協働して収縮すると頭部を前方に傾ける。副神経（「第12章　神経系Ⅲ」参照）と頸神経叢からでる神経の枝で支配される。この筋肉が過度に攣縮すると斜頸という症状がでてくる。

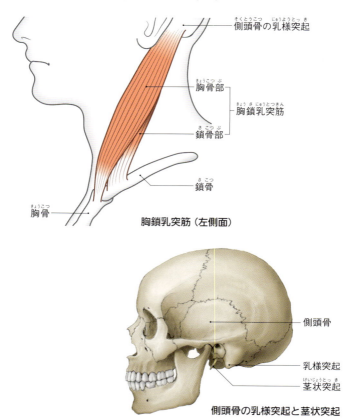

胸鎖乳突筋（左側面）

側頭骨の乳様突起と茎状突起

舌骨上筋群と舌骨下筋群　下顎と舌骨とを結ぶ筋群を舌骨上筋群と総称する。下顎と舌骨間の距離を短縮させるような運動をおこなうので、開口運動にかかわる。閉口しているときには舌骨を持ち上げるので、その下方にある喉頭を挙上させて嚥下運動にかかわる。

それに対して、舌骨下筋群は舌骨と下方にある甲状軟骨、肩甲骨を結ぶ1群の筋群で、嚥下運動に際して挙上されていた喉頭を下に引きおろす働きを持つ。

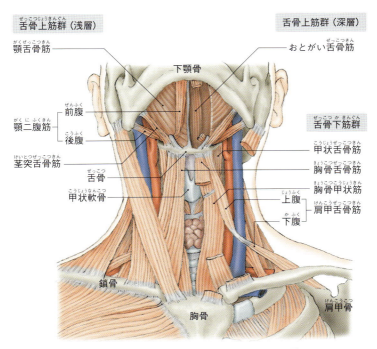

舌骨上筋群と舌骨下筋群（頸部を前方から見た図）
左側は深層の筋肉が見えるように、浅層の筋肉（胸鎖乳突筋と胸骨舌骨筋、顎二腹筋、顎舌骨筋の一部）を取り去った

斜角筋群と椎前筋群　斜角筋群は頸椎と肋骨を結ぶ筋で、前斜角筋、中斜角筋（いずれも第1肋骨に停止）、後斜角筋（第2肋骨に停止）がある。3者とも胸郭を拡大させて深吸息の補助、あるいは頸部を側方（片側だけが収縮した場合）または前方（両側が収縮した場合）へ傾ける運動をおこなう。前斜角筋、中斜角筋が肋骨に停止する部分では両者の間に間隙（斜角筋隙）ができ、鎖骨下動脈はここを通って胸腔から上肢に向かい、また腕神経叢（「第12章 神経系Ⅲ」参照）の根部も斜角筋隙を通過してくる。椎前筋群は、頸椎の直前にあって、椎骨からはじまって上方の椎骨（頸長筋）あるいはさらに上へいって後頭骨に付着する（頭長筋）1群の筋肉で、これらは頭、頸部を左右に曲げる、あるいは両側が作用すると前方に傾ける運動をおこなう。

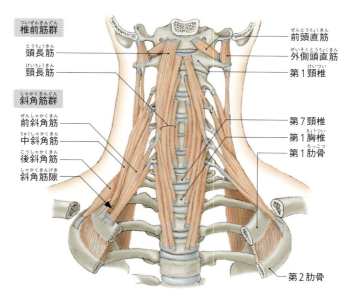

斜角筋群と椎前筋群（前面）
頭蓋骨の前面と鎖骨と肋骨の一部、胸骨などを取り去った

コラム　ヒトにもエラがあった

　水中で生活する魚類では、エラとともにそれに関連した血管や筋、神経があって、これらを活用してエラ呼吸がおこなわれている。ところが、生物が進化して、陸上で生活するようになると、魚の時代の浮き袋をもとにして肺があらたに生まれてきて、呼吸器官として重要なものになる。その一方で、エラやそれに関連する器官は不要なものになってしまう。それでは生き物は不要になった器官をどのように処理するのだろうか。面白いことに、上陸にともない生物はエラの成分を下顎、舌骨、喉頭など、顔面、頸部のいろいろな器官に転進させて、役割を変えながら活用しているのである。ここがからだ作りの面白いところである。いろいろな種属が次第に発達するにともない器官も進化させていく（この歩みを系統発生という）わけだが、系統発生の経過を胎児の発生、つまり個体発生の過程においても見ることができる。そのため、ヘッケル（19世紀ドイツの生物学者）は"個体発生は系統発生を繰り返す"と述べたが、この言葉が的確に当てはまる事例はたくさんあり、ヒトの発生の6週から7週にかけて出現するエラの消長はその代表例である。

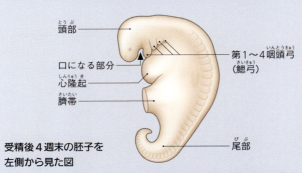

受精後4週末の胚子を左側から見た図

将来の口になる部分と心臓を入れた隆起部（心隆起）の間に魚の時代のエラに相当する4個の高まり（第1～4咽頭弓）が順次できてくる。魚類ではこれらの構造がエラに向けて発達していくが、ヒトではエラになるべき成分をもとに下顎、舌骨、喉頭など顔面、頸部の器官が生まれてくる

3-3-2 体幹の筋肉

からだは大きく体幹と四肢に区別できる。そのうち、体幹とは胴体と頸部、頭部を指し、胴は背部・胸部・腹部に細区分される。そのため、体幹の筋肉は体幹そのものの骨を動かす筋群と四肢を体幹に結びつける筋群とに分けて考えると理解が容易である。

（1）背部の筋肉

背部の筋肉は浅層と深層のものとに大別される。浅層の筋肉は体幹（主として脊柱）と上肢（とくに上肢を体幹に連結する上肢帯）を結ぶため、上肢の運動にかかわるものである。深層筋のうち、第1層の筋は肋骨の運動、つまり呼吸運動にあずかる。第2層の筋は本来の背筋で、椎骨の運動に関与するもので、固有背筋と総称される。

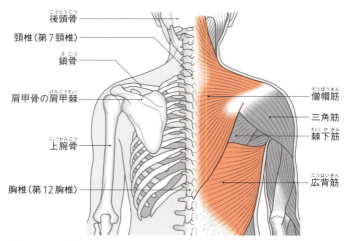

体幹のおもな筋肉（背部浅層の筋肉）
三角筋、棘下筋は上肢（上肢帯）の筋肉である。向かって左には、筋肉が付着するおもな骨をしめした

背部浅層の筋肉

僧帽筋　上背部を覆う大きな三角形をなした筋肉で、左右を合わせると菱形になる。この形がキリスト教で使用される頭巾つきの僧衣に似ていることが語源らしい。後頭骨後部および頸椎、胸椎の棘突起からはじまり、筋束は外方に向かって肩甲骨の肩甲棘から肩峰に、一部は鎖骨にも付着する。左右の僧帽筋の収縮により、頭を後方へ反らせて、左右の肩を後方で近づける運動がおきる。肩こりはこの筋肉の攣縮によることが多い。

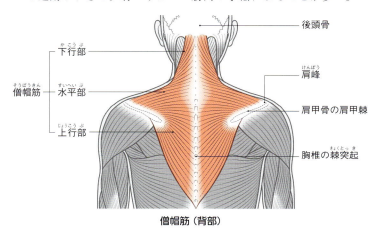

僧帽筋（背部）

広背筋　僧帽筋より下方にあって、脊柱（胸椎）からはじまり筋束は水平ないし斜め外側上方に向かって、上腕骨に付着する。上腕を体幹に近づけ（内転）、また左右の肘を背中側で近接させる運動をするとき、広背筋を収縮させている。面積でいえば人体で最大の筋肉である。もともと、広背筋は肩甲骨下端と上腕を結ぶ筋であったが、背中にまで大きく張りだしてきたものだといわれる。

「脇の下」といわれる上肢と側胸壁の間にできる大きなくぼみは、解剖学では腋窩とよぶ。広背筋は腋窩の後壁を構成する要素で、左の腋窩に右手の親指を入れて後方からほかの4本の指とではさむと、広背筋をつまんだことになる。なお、腋窩の前壁は大胸筋で作られている（148ページ参照）。

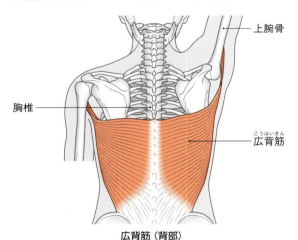

広背筋（背部）

菱形筋 僧帽筋の下にある。下部頸椎と上部胸椎の棘突起からはじまって、肩甲骨の内側縁に付着している。そのためこの筋肉は肩甲骨を内側へ引き寄せる作用がある。小菱形筋と大菱形筋は平行に走行している。

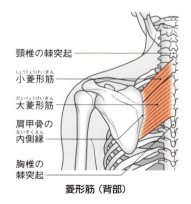

菱形筋（背部）

背部深層の筋肉

後鋸筋 背部深層の第1層になる筋で、上後鋸筋と下後鋸筋の2者がある。上後鋸筋は菱形筋の下層で胸椎棘突起よりおきて、第2〜5肋骨に付着する。肋骨の挙上、つまり吸息運動を補助する。下後鋸筋は腰椎棘突起からはじまり、第9〜12肋骨に終わる。肋骨を引き下げる運動をするので呼息運動を補助する。

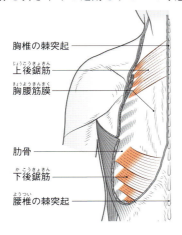

後鋸筋（背部）

固有背筋 背部で脊柱の棘突起と横突起にはさまれた領域には、脊柱を後方に反らせたり、左右に回旋させる運動にかかわる、非常にたくさんの筋群が複雑に配置されており、これらすべてをまとめて固有背筋とよんでいる。これらの筋群はいずれも脊髄神経の後枝に支配されて、本来の背筋、つまり固有背筋としてまとめられる。固有背筋には表層から深層に向けて、板状筋、脊柱起立筋、横突棘筋と総称される3群の筋群のほか、椎骨の棘突起からすぐ上の棘突起を結ぶ棘間筋、上下の横突起どうしを結ぶ横突間筋など、図示した以外にも多くの小筋群がある。

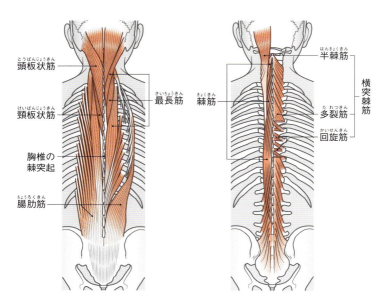

板状筋と腸肋筋、最長筋（背部）

板状筋は胸椎の棘突起からはじまって上行して、側頭骨の乳様突起に付着する頭板状筋、頸椎横突起に終わる頸板状筋に細区分される

脊柱起立筋には腸肋筋、最長筋、棘筋の3群が含まれ、上図では腸肋筋と最長筋をしめした。腸肋筋は腸骨や仙骨、一部は下位の肋骨からはじまり、肋骨に至るもので、3群の中では最外側に位置している。最長筋は仙骨、腰椎の棘突起からはじまり、第1、2肋骨にまで伸びている。脊柱起立筋に含まれる3筋は共同して脊柱を反らせる運動（直立させる）をおこなう

棘筋と横突棘筋（背部）

脊柱起立筋に含まれる棘筋は、腰椎、胸椎の棘突起からはじまり胸椎や頸椎の棘突起に至るもので、3群の脊柱起立筋の中では正中寄りに位置する

横突棘筋は脊柱を回旋させる作用の大きな筋群である。おもに椎骨の横突起からはじまって上位の椎骨の棘突起に至るが、越える椎骨の数が5個以上の半棘筋、2〜4個程度の多裂筋、1〜2個の回旋筋に細分される。これらの筋が片側だけ作用すると脊柱をその方向に傾け、左右が協働すると脊柱を起立させる。また、越える椎骨の数が多いほど脊柱を起立させる働きが大きく、少なければそれだけ脊柱を回旋させる働きが大きい

コラム　背に腹は代えられない　固有背筋の意味

　魚の切り身を観察してみよう。椎骨の横突起より背側には大きな筋肉の塊があり、これが身の大部分として食用になっている。それに対して腹側の筋肉は内臓が入っている体腔を取り囲む筋肉で、ここより外方へ向けて胸びれと腹びれがでている。サカナでは背腹の違いが非常に明瞭であるが、ヒトになるとこの差がかなり不明瞭になってくる。

　その理由は、ひれの変形物である上肢、下肢が非常に発達してきたことにより、それを運動させる筋肉も背部の方へ大きく張りだして、本来の背部の筋肉を押しのけてしまうからである。しかし、これらの筋肉は脊髄神経の前枝（腹側の筋や皮膚を支配する）からの枝で支配されているため、本質的には腹側の筋肉であると見ることができる。

　それに対して、固有背筋は脊髄神経の後枝（背側の筋や皮膚を支配する）の支配を受けているため、本来の背筋であることが理解でき、そのため"固有"の背筋としてこうよばれている。筋肉とその支配神経の関係を見ていると"背に腹は代えられない"ことがよくわかる。

　現代のわたしたちのからだの中に、太古の生物の面影が色濃く残されていることは、生物のからだを考えるうえで非常に示唆に富む事実である。

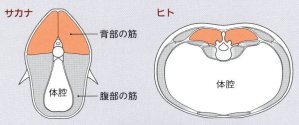

固有背筋の位置
体幹の横断面。図の赤い部分が固有背筋である

（2）胸部の筋肉

胸部の筋肉は、浅層と深層の2層構造をとる。浅層の筋肉は胸壁と上肢あるいは上肢帯を結び、上肢の運動に関与する。一方、深層筋は肋骨の運動にかかわるため、呼吸運動と密接な関係を持つ（「第6章 呼吸器系 6-6-2呼吸運動」参照）。

胸部浅層の筋肉

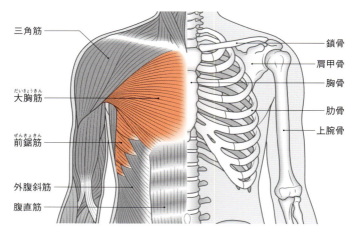

体幹のおもな筋肉（胸部浅層のおもな筋肉）
三角筋は上肢（上肢帯）の筋肉、腹直筋、外腹斜筋は腹部の筋肉である。向かって右側では、筋肉が付着するおもな骨をしめした

大胸筋 鎖骨、胸骨、肋骨の3部からはじまり、筋束はまとまって上腕骨に付着する。上腕骨を内転させるとともに内旋させる作用を持つ。前胸部で両肘を近接させてなにかを抱きかかえる運動をするとき、顕著に作用している。大胸筋は腋窩の前壁

を作る主要な要素で、右の腋窩に左手の指4本を入れて外側から親指ではさむと大胸筋を触知できる。大胸筋の上には乳房が乗っており、進行した乳ガンが大胸筋に浸潤することがある。

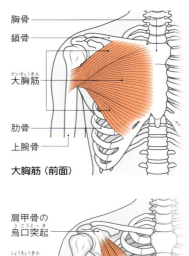
大胸筋（前面）

小胸筋　大胸筋の下層で第2〜5肋骨に起始して肩甲骨の烏口突起に付着する。肩甲骨を前下方に引く運動をする。

　なお、小胸筋の起始は個体差が多く、第3〜5肋骨の場合も珍しくない。図はそのケースをしめした。

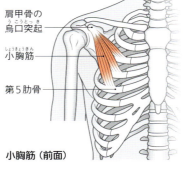
小胸筋（前面）

前鋸筋　第1〜9肋骨からはじまり、側胸部をまわって肩甲骨の内側縁に付着する。たくさんの肋骨にはじまる起始部の形状が鋸（のこぎり）の刃状だということより、上後鋸筋、下後鋸筋とともにこの名前がある。肩甲骨を前方に引く、つまり肩甲骨を胸郭に押し付ける運動をおこなうほか、肩甲骨を回旋させて上肢を大きく上に上げる運動（挙上）にもかかわる。たとえば野球で、野手が背伸びしながらグローブを高く上げてフライを捕球しようとする動作では、前鋸筋の作用で肩甲骨の下角を外上方に回旋させている。

前鋸筋（左側面）

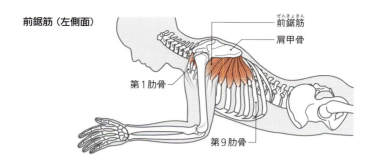

胸部深層の筋肉

肋間筋　1個上または下の肋骨どうしを結ぶ筋肉で、3層構造をなしている。

①外肋間筋　ある肋骨からはじまり、ひとつ下位の肋骨に停止する筋肉で、いっせいに収縮すると肋骨が挙上されて、胸腔が拡張する。つまり深吸息はおもにこの筋の収縮による。

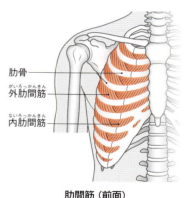

肋間筋（前面）

②内肋間筋　ある肋骨からはじまり内上方に向かってひとつ上の肋骨に停止するもので、肋骨を下におろす運動、つまり胸郭を狭める運動をおこなう。そのため、深呼息のときに作動している。
③最内肋間筋　内肋間筋のさらに内方に、内肋間筋とはわかちがたく密着している筋束があり、これを最内肋間筋とよぶ。作用は内肋間筋と同様である。

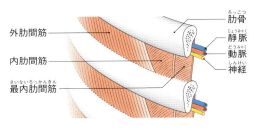

肋間筋の層構造をしめす模式図
胸郭内側を見た図。内肋間筋と最内肋間筋の間は、血管や神経の通り道でもある

（3）腹部の筋肉

腹壁中央を上下に走行する腹直筋と、3層からなる側腹壁の筋肉がある。

腹部中央の筋肉

腹直筋 腹壁正中部で第5～7肋軟骨と胸骨の剣状突起に起始して恥骨結合に終わる細長い筋肉で、筋肉の途中に3～4個の腱画があって、筋腹を分断している。典型的な多腹筋である。胸郭を下に引く作用や、お辞儀をするときなど脊柱を前方に曲げる作用（前屈）がある。仰向けの状態から起き上がるときやボートをこぐときなどはこの筋が作用する。腹筋運動で鍛えているのは、この腹直筋である。腹直筋は、腹直筋鞘といわれる腱膜でできた筒で包まれている。この腱膜は後述する側腹壁の外腹斜筋、内腹斜筋、腹横筋の停止腱そのものである。また左右の腹

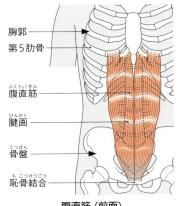

腹直筋（前面）

直筋鞘が正中部で融合する部分を白線という。これはみずおちから臍部を経由して、恥骨結合に至る腹部の正中線になる。

側腹部の筋肉

外腹斜筋 腹壁の3層の筋肉のうち、最外側のもので、第5〜12肋骨よりはじまり前下方に向かい、腸骨稜、鼠径靱帯、白線に終わる。白線への停止腱は腹直筋鞘の前葉を構成する。外腹斜筋の下方の腱膜は肥厚してそのまま鼠径靱帯に移行していく。鼠径靱帯により、腹部と下肢の大腿部が境界される。

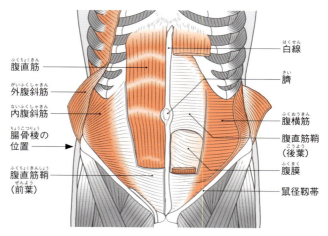

腹壁の筋肉（前面）

向かって左側では、外腹斜筋と腹直筋鞘前葉を切り取り、腹直筋を露出させた。右側では内腹斜筋と腹直筋鞘も切り取り、臍部より上にある腹横筋が腹直筋鞘後葉に移行する様子を見えるようにした。臍部より下では、腹横筋の腱が内腹斜筋、外腹斜筋の腱とともに腹直筋鞘前葉を作る

内腹斜筋 腸骨稜と鼠径靱帯よりはじまり、外腹斜筋の筋束と直行する方向に走行して、第10〜12肋骨と白線に終わる。白

線へ停止する腱は、臍部より上では前葉および後葉の2枚にわかれて、腹直筋を前後からはさむ。臍より下方では腹直筋鞘の前葉となる。

腹横筋　側腹壁の最内層の筋肉で、肋骨弓、腰背腱膜、腸骨稜、鼠径靱帯からはじまって、筋束は前方へ向かって横走して、白線で左右のものが合一する。これら側腹部の3筋は腹圧を高めるときに作動し、横隔膜を押し上げて深呼吸にかかわる。

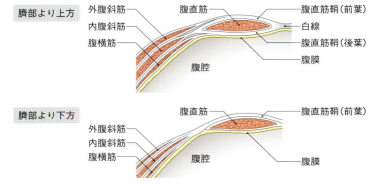

腹部の筋肉の層構造をしめした模式図

側腹壁は外腹斜筋、内腹斜筋、腹横筋の3者でできている。これらの筋は側方から正中に向かうにつれて腱膜に移行するが、臍部より上方では内腹斜筋の腱は前後の2層にわかれて、前方のものは外腹斜筋腱とともに腹直筋を前方から覆う腹直筋鞘前葉となる。後方のものは腹横筋腱とともに腹直筋を後ろから覆う腹直筋鞘後葉となる。つまり腹直筋は側腹壁の3筋が作る鞘（腹直筋鞘という）に納まる刀のように見立てることができる

一方、臍部より下方では3筋の腱は合一してそのまま腹直筋を前方から覆う腱膜になっていて、刀を前方から覆い隠すものの、鞘のような構造は作らない。そのため臍部より下方では、刀が後方に向けて顔を覗かせていることになる

左右の腹直筋鞘は正中部で合一して厚い腱膜をなすが、これは白線とよばれ、腹直筋がよく発達した人では、縦方向に走るくぼみとして前方から見ることができる

3-3-3 上肢の筋肉

上肢の筋肉には、上肢帯である肩甲骨や鎖骨と上腕骨を結ぶ筋肉（上肢帯の筋）と、自由上肢の骨どうしを結ぶ筋肉があり、さらに後者には筋腹が上腕にあるもの、前腕にあるもの、手にあるものにわけて考えることができる。

（1）上肢帯の筋肉

三角筋 鎖骨および肩甲骨の肩峰、肩甲棘からはじまり上腕骨の三角筋粗面に付着する、名前のとおり三角形をなした筋肉で、肩関節の運動に関与する。大きな筋であるため作動する筋束が前方、中央、後方の部位によって、それぞれ上腕骨の屈曲、外転、伸展がおきる。

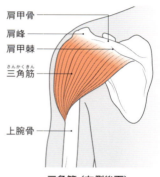

三角筋（左側後面）

その他 棘上筋、棘下筋、大円筋、小円筋、肩甲下筋（図では肩甲骨に隠れて見えない）がある。棘上筋、棘下筋は肩甲骨の背面からおきて、上腕骨の上部に付着する。棘上筋は上腕の外転、棘下筋は上腕の外旋をおこなう。大円筋は肩甲骨下角から、小円筋は肩甲骨

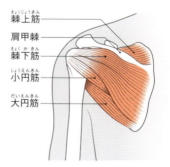

棘上筋、棘下筋、大円筋、小円筋
（左側後面）

外側縁からはじまり、上腕骨上部に停止する。両筋とも上腕を内転させるが、さらに大円筋は上腕骨を内転と内旋、小円筋は外旋と内転させるという違いがある。肩甲下筋は肩甲骨の肋骨面からはじまって、上腕骨上部に付着し、大円筋とほぼ同じ作用をする。

（2）上腕の筋肉

屈筋群　主要なものは上腕二頭筋である。起始である頭部は長頭と短頭の2者がある。長頭は肩甲骨の関節上結節、短頭は烏口突起からはじまり、橈骨に付着する。肘関節の屈曲が主要な作用で、いわゆる力こぶを作る筋肉である。長頭も短頭も上腕二頭筋は肩甲骨からはじまり、橈骨に付着しているので、肩関節と肘関節の2関節をまたいでいることになる。また停止腱は橈骨だけではなく、一部は前腕尺骨側の腱膜にも移行している。そのため、力こぶを最大にするには、肘関節を強く屈曲させる（短頭の作用）だけではなく、上腕を外転させ（肘を上げる、長頭の作用）、さらに手首を回外させるとよい。力こぶ自慢をするポパイの漫画に、このような仕草を目にすることができる。筋腹を触知しながらこの動作を繰り返すたびに筋がぴくぴくと硬さを変えるのがよくわかるはずだ。

　また右の肘関節を90度ほど屈曲させ、肘窩中央に左手の人差し指を差し込んで親指ではさむと、停止腱を触知できる。このとき、手首を回外させると、親指に前腕尺側の筋膜に移行す

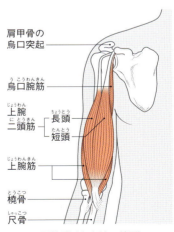

屈筋群（右上腕の前面）

る腱膜も触れることができる。そのほか、烏口腕筋、上腕筋もある。

伸筋群 主要なものは上腕三頭筋で、これが上腕二頭筋の拮抗筋として、肘関節を伸展させるように働く。長頭は肩甲骨関節下結節、内側頭と外側頭は上腕骨後面からはじまり、尺骨の肘頭につく。肘筋も上腕三頭筋を補助して、肘関節の伸展にあずかる。

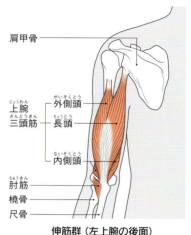

伸筋群（左上腕の後面）

（3）前腕の筋肉

屈筋群 手首の屈曲にあずかる橈側手根屈筋、尺側手根屈筋、手掌腱膜を引く長掌筋のほか、指の屈曲にかかわる長母指屈筋、浅指屈筋、深指屈筋がある。いずれも上腕骨の内側上顆という高まりからはじまる。前腕にある指の屈筋は短い筋腹から伸びた長い腱が指先の骨にまでいっている。そのため、右前腕の屈筋群を左の指先で触りながら右の指を屈曲させると、筋腹がぴくぴく動くのを触知できる。

回内、回外運動にかかわる筋 橈骨と尺骨の間に張っていて、回内運動、回外運動にかかわるものとして、方形回内筋、円回内筋、回外筋がある。回内筋は屈筋群に、回外筋は伸筋群に分類される。

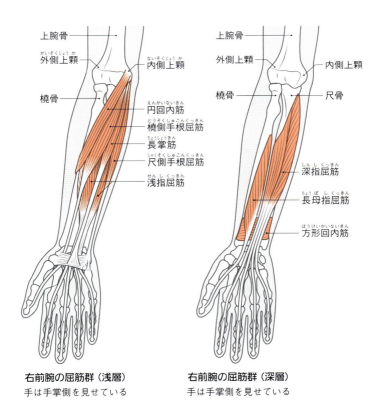

右前腕の屈筋群（浅層）
手は手掌側を見せている

右前腕の屈筋群（深層）
手は手掌側を見せている

伸筋群　腕橈骨筋、手根部の伸展にかかわる長橈側手根伸筋、短橈側手根伸筋、尺側手根伸筋、指の運動にかかわる長母指外転筋と総指伸筋、示指伸筋、小指伸筋などがある（158ページ図参照）。いずれも上腕骨の外側上顆からはじまる。腕橈骨筋は上腕骨外側面からはじまって、図では隠れているが橈骨下端の外側面に付着している。神経支配の関係より伸筋群に分類されているが、前腕を屈曲させる作用が強い。

右前腕の伸筋群
（浅層の橈骨側の筋肉）
手は手背側を見せている

- 上腕骨
- 腕橈骨筋（わんとうこつきん）
- 長橈側手根伸筋（ちょうとうそくしゅこんしんきん）
- 短橈側手根伸筋（たんとうそくしゅこんしんきん）
- 尺骨
- 橈骨
- 手根骨
- 中手骨

右前腕の伸筋群
（浅層の筋肉）
手は手背側を見せている

- 上腕骨
- 内側上顆
- 尺骨
- 外側上顆
- 尺側手根伸筋（しゃくそくしゅこんしんきん）
- 総指伸筋（そうししんきん）
- 小指伸筋（しょうししんきん）

右前腕の伸筋群
（深層の筋肉）
手は手背側を見せている

- 上腕骨
- 内側上顆
- 尺骨
- 橈骨
- 外側上顆
- 回外筋（かいがいきん）
- 長母指外転筋（ちょうぼしがいてんきん）
- 長母指伸筋（ちょうぼししんきん）
- 短母指伸筋（たんぼししんきん）
- 示指伸筋（じししんきん）
- 母指
- 示指

（4）手の筋肉

母指球（手掌で母指の付け根にあるふくらみ）には、母指の屈曲（短母指屈筋）、外転（短母指外転筋）、母指を小指に引き寄せる母指対立筋、内転にかかわる母指内転筋がある。

小指球（手掌小指側のふくらみ）には短掌筋（小指球にある皮筋）、小指外転筋、小指対立筋、短小指屈筋がある。

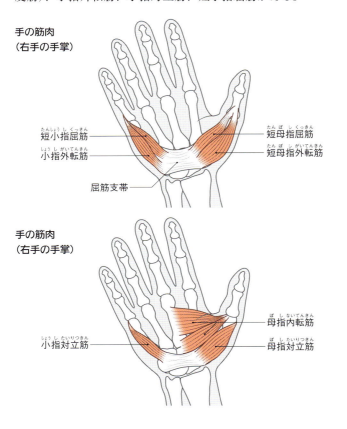

手の筋肉
（右手の手掌）

- 短小指屈筋
- 小指外転筋
- 屈筋支帯
- 短母指屈筋
- 短母指外転筋

手の筋肉
（右手の手掌）

- 小指対立筋
- 母指内転筋
- 母指対立筋

手掌部には中手筋として4個の虫様筋、3個の掌側骨間筋が、手背部には4個の背側骨間筋がある。虫様筋は指を伸ばした状態で、第2〜5指骨と中手骨の関節を曲げる作用を持つ。掌側骨間筋は第3指を中心に第2〜5指を近づける（指の内転）、背側骨間筋は遠ざける（指を開くあるいは外転）作用をする。

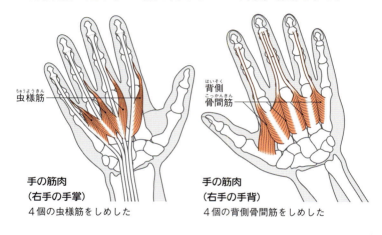

手の筋肉（右手の手掌）
4個の虫様筋をしめした

手の筋肉（右手の手背）
4個の背側骨間筋をしめした

> **コラム　対立筋のこと**
>
> 手には母指対立筋と小指対立筋がある。対立（対向ともいう）運動とは、母指と小指の指腹面を相互に向き合わせる運動をいい、対立筋はこの運動にかかわっている。対立筋はヒトになって発達してきたもので、サルでは発達が弱いといわれる。そのため、動物園にいってサルたちがものを握るときの指の動きを見ていると、その様子がわかる。わたしたちは長い棒を持つ、あるいは包丁の柄を持つ運動を活発におこなうように筋を発達させ、それに呼応して使いやすい道具を開発してきたわけだ。いやそうではなく、道具を使っているうちに筋が発達してきたというべきなのだろう。

3-3-4 下肢の筋肉

下肢は、股関節部から足部までの身体部位の総称である。上肢の場合と同様に、下肢の骨は下肢を体幹につなげる部分（下肢帯つまり骨盤）と、そのほかの下肢部分（自由下肢）に区分される。そのため、筋肉についても、体幹と骨盤とを結ぶ筋

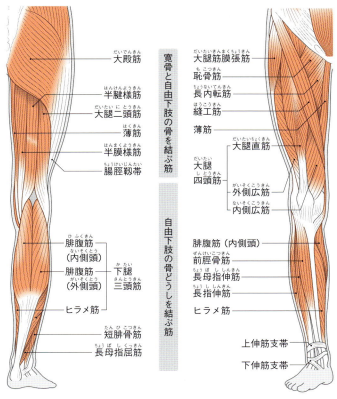

下肢の筋肉（右脚の後面）　　　　　　　　下肢の筋肉（右脚の前面）

肉、骨盤と自由下肢の骨を結ぶ筋肉、自由下肢の骨どうしを結ぶ筋肉にわけて考えると理解が進む。そのうち、体幹と骨盤を結ぶ筋肉については背部の筋肉、腹壁の筋肉ですでに見てきた。

（1）寛骨筋

骨盤と大腿骨を結ぶ筋を寛骨筋といい、このグループは骨盤の内側を走行する内寛骨筋と、寛骨の外壁に位置する外寛骨筋とに細分される。

腸腰筋　内寛骨筋の代表として腸腰筋がある。これには腸骨内面からはじまる筋束（腸骨筋）と腰椎にはじまる筋束（大腰筋）とがあり、両者は一体となって鼠径靱帯の後方を下行して、大腿骨の小転子に付着する。大腿骨を引き上げる、つまり股関節の屈曲（膝の挙上）をおこす作用をする。そのため、サッカーでボールを遠くへ蹴り上げる運動をするときには、後述する大腿四頭筋の大腿直筋とともに腸腰筋が主力筋となる。

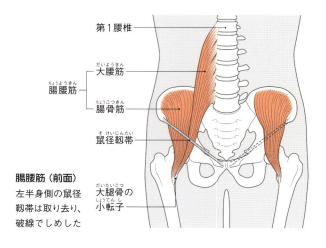

腸腰筋（前面）
左半身側の鼠径靱帯は取り去り、破線でしめした

大殿筋、中殿筋、小殿筋　外寛骨筋として、大殿筋、その下層に位置する中殿筋と小殿筋の3者が主要なものである。殿部を大きく見せているのは、大殿筋のためである。大殿筋は腸骨、仙骨、尾骨にはじまり、外下方に向かって、大腿骨に付着する。そのため、股関節を伸展させる（大腿を後方へ振り上げる）働きがある。中殿筋と小殿筋は腸骨からはじまり、大腿骨の大転子に付着している。そのため、大腿を外転させる作用があり、後述する内転筋群と拮抗する。大殿筋は非常に大きな筋肉なので、筋肉注射の部位として選ばれることが多い。このとき、大殿筋内側半分の奥に坐骨神経（「第12章　神経系Ⅲ　12-2　脊髄神経」参照）や下殿動脈、下殿静脈が走行しているので、注射針がこれらにあたるのを避けて、外側上部に刺入する。中殿筋に刺すこともある。注射薬が2mℓ以下の場合には上腕の三角筋に刺入する。

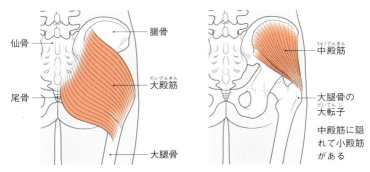

外寛骨筋（右脚の後面）

回旋筋群　そのほか、外寛骨筋に含まれるものとして、大殿筋の深部に位置する回旋筋群とよばれる1群の筋肉がある。回旋筋群には梨状筋、内閉鎖筋、上双子筋、下双子筋、大腿方形筋があり、いずれも大腿骨の大転子を後方から正中方向に引き寄

せる働きがあり、大腿の外旋運動を生みだす。

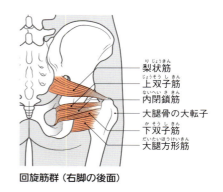

回旋筋群（右脚の後面）

（2）大腿の筋肉

縫工筋　骨盤の上前腸骨棘からはじまり大腿内側面を斜めに下行して、脛骨の内側面に付着する細長い筋肉である。かつてヨーロッパの仕立屋があぐらをかいて仕事をする習慣があり、このとき、縫工筋が隆々と張って見えたことよりこの名前がついたといわれている。細く長い筋肉なので、動物の筋肉を使った生理学実験をするときに重用される。

大腿四頭筋　膝関節を伸展させる筋肉で、四頭はそれぞれ大腿直筋、外側広筋、内側広筋、中間広筋とよばれ、大腿直筋は寛骨より、ほかの3筋は大腿骨前面よりはじまる。4筋の停止腱はひとつにまとまり膝蓋腱（膝蓋靱帯）となって脛骨上端に付着するが、この腱の中に膝蓋骨を入れている。腱の中に挿入される骨（遊離している）は種子骨とよばれ、膝蓋骨は最大の種子骨である。大腿四頭筋は膝関節の伸展（下腿を伸ばす）にかかわる。ただし、大腿直筋だけは寛骨に起始部があるので2個の関節をまたいでいることになる。そのため、膝を挙上させる運動もおこし、ボールを前方に蹴る動作がその例である。

内転筋群　恥骨や坐骨からはじまり、大腿骨後面に付着する筋肉として、大内転筋、短内転筋、長内転筋、恥骨筋、薄筋、外閉鎖筋がある。これらは大腿骨を内転させる作用を持つ。

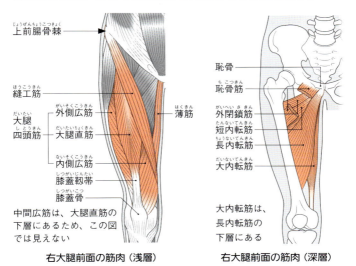

右大腿前面の筋肉（浅層）　　　　右大腿前面の筋肉（深層）

大腿の後面で膝関節を屈曲させる筋群　大腿後面で外側に位置する大腿二頭筋と内側にある半腱様筋、半膜様筋がある。これらは、ハムストリングスともよばれ、膝窩の上壁を構成する。膝窩とは膝関節の後方にできる菱形をしたくぼみで、上の二辺のうち、外側を大腿二頭筋の腱が、内側を半腱様筋、半膜様筋が作っている。下の二辺を作るのは次に述べる腓腹筋のふたつの起始部である。

　椅子に座って膝を直角に曲げ、左大腿後面の膝窩に右手第2〜4指を入れて外側から親指とではさむと半膜様筋と半腱様筋をつまむことができる。このとき、はさまれた筋肉（半膜様

筋)の柔らかい感触とは別に中指は細いひものようなものも触れるだろう。これが半腱様筋である。次に同じ左側の膝窩に左手の第2～4指を入れ、親指とではさむと大腿二頭筋をつまむことができる。

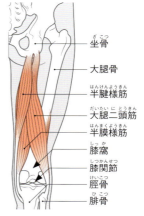

右大腿後面の筋肉

(3) 下腿の筋肉

屈筋群　下腿三頭筋はふくらはぎの浅層に位置する大きな筋肉で、二頭筋である腓腹筋とその奥にあるヒラメ筋とから構成される。腓腹筋の内側頭と外側頭はそれぞれ膝窩の下内側壁、下外側壁となる。下腿三頭筋の停止部は太く大きな腱になって、かかとの骨である踵骨に付着する。この腱は踵骨腱(一般にはアキレス腱として知られる)で、かかとを引き上げる(足関節で足部を底屈させる、つま先立ち)作用がある。また腓腹筋には膝関節を屈曲させる働きもある。スポーツなどで、踵骨腱に瞬間的に大きな負荷がかかると断裂することがある。アキレス腱の断裂としてよく知られている。日頃からだをあまり動かさない人が、準備運動もしないまま急にアキレス腱に力がかかる運動をするのは危険である。屈側の深層には足を内反させる後脛骨筋、足指を屈曲させる長指屈筋、長母指屈筋がある。

下腿部浅層の筋肉（右脚の後面）

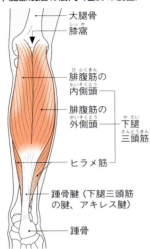

- 大腿骨
- 膝窩（しっか）
- 腓腹筋の内側頭（ひふくきんのないそくとう）
- 腓腹筋の外側頭（ひふくきんのがいそくとう）
- 下腿三頭筋（かたいさんとうきん）
- ヒラメ筋
- 踵骨腱（下腿三頭筋の腱、アキレス腱）
- 踵骨

下腿部深層の筋肉（右脚の後面）

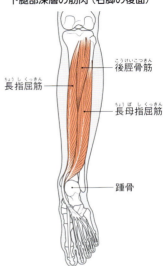

- 後脛骨筋（こうけいこつきん）
- 長指屈筋（ちょうしくっきん）
- 長母指屈筋（ちょうぼしくっきん）
- 踵骨

下腿部の筋肉（いずれも右脚の前面）

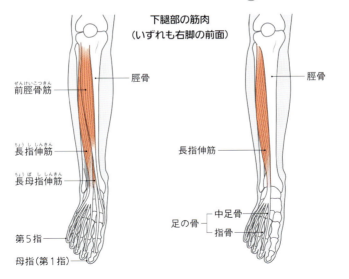

- 脛骨
- 前脛骨筋（ぜんけいこつきん）
- 長指伸筋（ちょうししんきん）
- 長母指伸筋（ちょうぼししんきん）
- 第5指
- 母指（第1指）
- 脛骨
- 長指伸筋
- 足の骨 — 中足骨
- 指骨

伸筋群　足背を上方へ引き上げる（足の背屈）筋肉として前脛骨筋がある。これは下腿三頭筋の作用に拮抗して、足を背側に曲げる運動に作用しているほか、足の内反もおこなう。ほかに、足の指を伸展させる筋肉として、長母指伸筋、長指伸筋があり、足の外反にかかわる（167ページ図参照）。

腓骨筋群　下腿外側部で腓骨を覆うように走行する筋に長腓骨筋、短腓骨筋の2者がある。長腓骨筋から伸びでた腱はくるぶし（外果といい、腓骨の下端部に相当）の後ろをまわって足底に達しさらに足底を外側から内側に向けて横断して足底内側縁にまで達する。そのため足の裏側を外側から見せるような運動（これを足底外反という）をおこす。短腓骨筋の腱も同様に走行して足底外側縁に終わる。そのため両筋の協働作用で足底を後方に見せる運動（底屈という）も生まれる。かかとの上でくるぶしとアキレス腱の間に指を入れると触知できる。

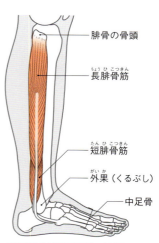

腓骨筋（右脚下腿部の外側面）

（4）足の筋肉

　足底の母指球、小指球には手の場合と同様に多数の筋肉がある。図はその一部に過ぎない。手には存在せず足に固有の筋肉として足底方形筋がある。これは踵骨からはじまり長指屈筋の腱で終わるもので、長指屈筋による足指の屈曲を補助する。

足の筋肉
（右足の足背）

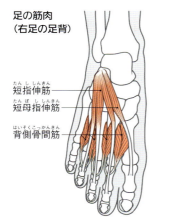

短指伸筋
短母指伸筋
背側骨間筋

足の筋肉
（右足の足底）

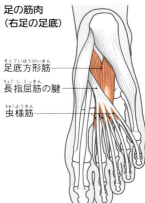

足底方形筋
長指屈筋の腱
虫様筋

第4章 循環器系

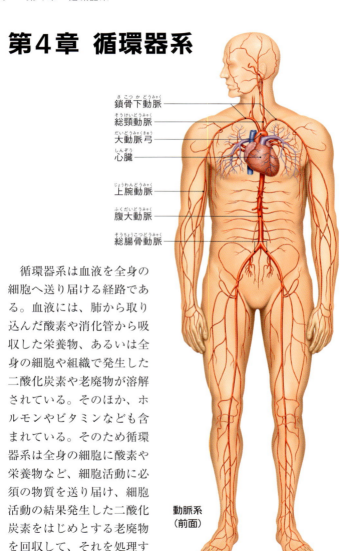

鎖骨下動脈
総頸動脈
大動脈弓
心臓
上腕動脈
腹大動脈
総腸骨動脈

動脈系
(前面)

　循環器系は血液を全身の細胞へ送り届ける経路である。血液には、肺から取り込んだ酸素や消化管から吸収した栄養物、あるいは全身の細胞や組織で発生した二酸化炭素や老廃物が溶解されている。そのほか、ホルモンやビタミンなども含まれている。そのため循環器系は全身の細胞に酸素や栄養物など、細胞活動に必須の物質を送り届け、細胞活動の結果発生した二酸化炭素をはじめとする老廃物を回収して、それを処理す

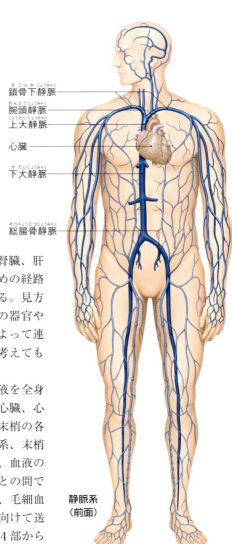

鎖骨下静脈
腕頭静脈
上大静脈
心臓
下大静脈
総腸骨静脈

静脈系
(前面)

る器官である肺や腎臓、肝臓へ還流させるための経路ということもできる。見方を変えれば、全身の器官や細胞が循環器系によって連絡されていると、考えてもよいだろう。

　循環器系は、血液を全身に向けて送りだす心臓、心臓からでた血液を末梢の各器官に届ける動脈系、末梢の各器官において、血液の成分を組織や細胞との間で交換する毛細血管、毛細血管の血液を心臓へ向けて送り返す静脈系との4部から

構成されている。そのうち、動脈、静脈、毛細血管をまとめて血管ともいう。

　心臓からでた大動脈は親指ほどの太さを持つが、次々に枝をだすにつれて次第に細くなり、末梢の毛細血管では1個の赤血球だけをかろうじて通過させるほどの、細いものになってしまう。

　細い毛細血管は再び合流して静脈となり、静脈も相互にまとまりつつ最終的には上大静脈、下大静脈となって心臓に還ってくる。このように、血管系は複雑に分枝しているものの、いけば必ず戻ってくる、つまり行き止まりのない管のシステムになっていて、下りと上りがそれぞれ別個になったトンネルを想像するとイメージをつかみやすい。

　血液の循環路とは別に、リンパを還流する経路としてリンパ管系というものもある。これも動脈、静脈に次ぐ第3の脈管系として、循環器系に含まれる。

　循環器系に含まれる心臓、

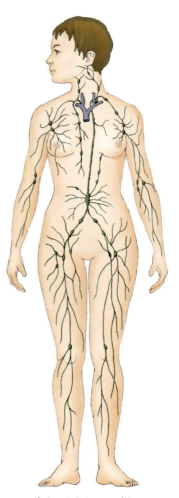

全身のおもなリンパ管
詳しくは「4-4リンパ管系」参照

動脈、静脈の壁は共通に３層構造をなしていて、内側から内膜、中膜、外膜とよばれる。内膜の最内層には内皮細胞という非常に薄い細胞が１層だけになって敷石状に敷き詰められていて、これが中を流れる血液と直に接している。中膜は心臓の場合には心筋、血管の場合には平滑筋の層で、収縮の原動力となる部分である。外膜は結合組織の層で、膠原線維がまきついて被覆材となっている。

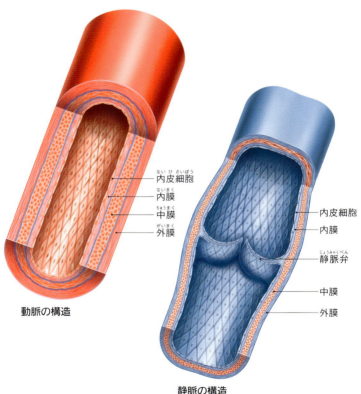

動脈の構造

静脈の構造

4-1 心臓

　心臓は、血液を末梢の血管へ送るポンプ作用を営む器官で、循環器系の中にあってもっとも重要なものといえる。血液を駆出する装置であるため、その壁は厚い心筋の層で覆われていて、毎分70回もの拍動を生涯にわたり続けている。心臓はほぼ握りこぶし大の器官で、左右の心房と心室、つまり4個の部屋から構成されている。左右の心房はそれぞれ左右の心室の上に乗るような形をとっている。左心房には肺静脈、右心房には上大静脈、下大静脈がつながっていて、その血液を受け取り、左心室には大動脈、右心室には肺動脈がつながっていて、それに向けて血液を送る。心房と心室の間には房室弁が、心室から大動脈、肺動脈に続く部分には動脈弁があって、血液の逆流を防止している。

4-1-1 心臓の位置

心臓の位置　心臓は縦隔の中にあって横隔膜の上に乗っている。縦隔とは、胸膜腔（321ページ参照）において、左右の肺にはさまれた領域を指し、そこには頸部、胸部と腹部以下をつなげるたくさんの重要な器官が位置している。心臓は縦隔を占める代表的な器官ということができる。心臓の形状を体表へ投影させると、胸部やや左寄りに位置する。左心室の下端である心尖部は、左第5肋間で鎖骨の中央からまっすぐ下におろした垂線（鎖骨中線という）との交点に位置し、その部で体表からも心尖拍動を触知できる。もしその点よりさらに左側に心尖拍動を触知される場合には左心室の肥大が疑われる。

心臓を包む心膜　心臓は心膜が作る心膜腔の中に収納される。

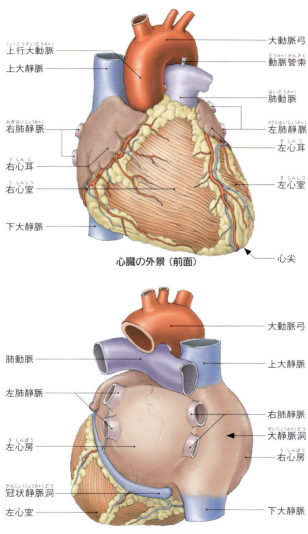

心臓の外景（前面）

心臓の外景（後面）

心臓の激しい運動による摩擦を軽減するため、心膜腔には少量の液体が入っていて、潤滑剤の役割を担っている。心膜腔は胸膜腔、腹膜腔とともに体腔のひとつで、その詳細は「第6章 呼吸器系 6-7体腔」で解説してある。

4-1-2 心臓の構造

左右の心房はそれぞれ左右の心室の上に乗るような形をとっている。心房には上大静脈、下大静脈や肺静脈が連続していて、全身や肺を巡ってきた血液はこれらの静脈を経由して心臓に帰還する。心室は心房からの血液を受け取って、これを大動脈、肺動脈に向けて送りだす駆出力の大きなポンプである。左右の心房は心房中隔によって隔てられ、左右の心室もまた心室中隔で隔てられている。

(1) 心房と心室

右心房 全身を循環してきた酸素分圧の低い血液（静脈血）のうち、上半身からのものは上大静脈、下半身からのものは下大静脈を経由して右心房に流入する。上大静脈、下大静脈が合一する部は大静脈洞とよばれるふくらみをなし、これが右心房に続いていく。大静脈洞の内面は平滑であるのに対して、心房の内面には櫛状筋という筋肉（心筋の一部）が浮きでているため、起伏が激しい。右心房には上大静脈、下大静脈のほか、冠状静脈洞も開口している。冠状静脈洞は心臓壁を循環してきた静脈血を集める静脈で、心臓後壁の房室溝を走行している。右心房の右縁から心臓の前内方に向けて右心耳が突出している。右心房からの血液は右房室口を経由して右心室に送られるが、右房室口には三尖弁があって、これにより、右心室から右心房への逆流が防止される。

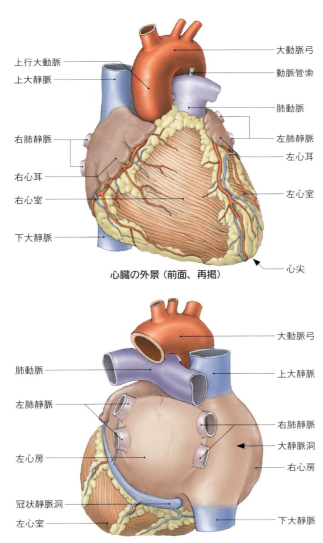

心臓の外景（前面、再掲）

心臓の外景（後面、再掲）

左心房　肺で換気されて酸素分圧の高くなった血液（つまり動脈血）は、左右の肺から各2本ずつ、計4本にまとまった肺静脈によって左心房に流入してくる。左心房の血液は左房室口を経由して左心室に流入する。左房室口には僧帽弁（二尖弁）があって左心室から左心房への逆流を防止している。左側からは左心耳が前内方に向けて突出しているのが、外面からもわかる。

心房中隔　右心房と左心房は心房中隔という薄い壁で仕切られて、ふたつの部屋に分離されている。心房中隔を右心房側から見ると、卵円窩とよばれる小指の先ほどの卵形をしたくぼみが認められる。ときに、卵円窩に小孔があって、これによって両心房が交通しているケースがある。このような場合には右心房から左心房へあるいはその逆の流路となり、卵円孔開存（心房中隔欠損症ともいう）とよばれる先天性心疾患の一種となる。しかし、異常な心雑音が聞かれるのみで、とくに問題になる症状は出現しない場合が多い。

右心室　心臓の前下部に位置して、冠状溝という溝（心房と心室の間にできる溝で左右の冠状動脈が走る。次ページの心臓の前面を見た図では脂肪で埋まっている）で右心房と境界される。右心室には右心房からの血液が送られてきて、これを心室筋の大きな駆出力で、肺動脈を経由して肺へ送りだしている。内壁には心筋が内腔に向けて突出した肉柱がたくさんあり、その中でも最大のもの3個が乳頭筋となって、指のように突出している。乳頭筋の先端から結合組織のひものような組織（腱索）がでて、三尖弁の弁尖とをつなげている。右心室の壁は心房よりは厚いが、左心室よりは薄い。

左心室　心臓の左後下部に位置し、壁の厚さは心臓の4部屋の

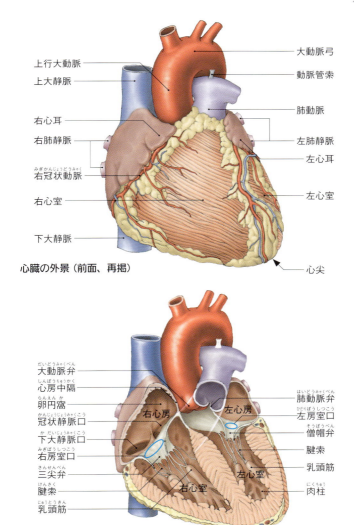

心臓の外景（前面、再掲）

心臓の内景
左右の心房、心室が見えるように心房、心室の前壁を、肺動脈の一部とともに切り取った。左右の房室口は心房から心室への流路で、図では青の輪でしめしてある

うち、最大である。左心房からの血液が僧帽弁（左房室弁ともいう、弁尖が2枚ある）の弁口（左房室口）を経由して、左心室に流入してくるが、左心室は大きな収縮力によってこれを大動脈へ、そして全身へと送りだしている。内面には右心室の場合と同様に、肉柱や2個の乳頭筋、それからでた腱索がある。腱索は右心室の場合と同様、乳頭筋と僧帽弁尖を結んでいる。

心室中隔　右心室と左心室は心室中隔によって仕切られている。心室中隔の大部分は非常に厚い心筋からなるが（心室中隔の筋性部）、上方は薄い結合組織の膜でできている（膜性部）。心室中隔膜性部のすぐ右室側には肺動脈口が、すぐ左室側には大動脈口があり、それぞれ肺動脈弁、大動脈弁で血管側と仕切られている。心室中隔の膜性部は発生の途上で、1本の大きな動脈を大動脈と肺動脈とに二分した組織の一部が下方にまで張りだしてきて、心室中隔の筋性部に融合したものである。心室中隔欠損症は心臓の先天異常の中でも比較的頻度が高いものであるが、それは心室中隔の形成が非常に複雑な経過を踏まえて

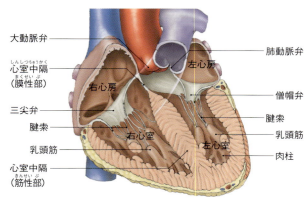

心臓の内景（再掲）　左右の心房、心室が見えるように心房、心室の前壁を、肺動脈の一部とともに切り取った

心臓弁の位置と聴診部位

聴診器を使って胸部の聴診をするにあたり、医師は心臓弁の開閉や血液の流れによって発生する音（心音）と呼吸にともなって肺や気管支の中を空気が流れるときに発生する音（呼吸音）を聞いている。図は正常な心臓と大動脈弓の部分を体表へ投影したものである。

正常な心臓では、房室弁が閉鎖するときに発生するやや大きく長い音（第1音といい、ズーと聞こえる）と動脈弁が閉じるときにでる短い音（第2音、トン）というふたつの音が聞こえる。また弁が閉鎖するときの音は、その弁を通る血液がもっとも体表近くに達した部位で強く聞かれる。こうしたことより、三尖弁の音は右第5肋骨が胸骨へ付着する部位（図の③）、僧帽弁の音は左第5肋間で鎖骨中線との交点付近（心尖拍動を触れる部位に一致、図の④）、大動脈弁の音は右第2肋間の最内側の部位（図の①）、肺動脈弁の音は左第2肋間で胸骨に近い部位（図の②）でもっとも明瞭に聞くことができる。病的な場合には、第1音や第2音が濁った音になったり、その間に異常音がでることもある。そのため、医師は雑音の識別と聞こえる部位の特定により、どのような病変がどの部位におきているかを診断している。

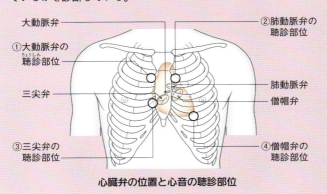

心臓弁の位置と心音の聴診部位

進行したためである。

（2）心臓弁の構造と働き

　全身を還流してきた血液は大静脈を経由して右心房へ、次いで、右房室口を経て右心室へ、さらには肺動脈を経て肺へと送られていく。また肺静脈を経由して肺からきた血液は、左心房、左房室口を経由して、左心室へと送られ、次いで、大動脈を経由して全身へと駆出されていく。つまり血液は一方向へのみ進んでいく一方で、逆流は許されない。この逆流を許さないしくみは、要所に弁があることによる。これらの弁とは、心房と心室の間で逆流を防止する房室弁（三尖弁と僧帽弁）、心室から大動脈、肺動脈へ送られた血液が再び心室への逆流を防止する動脈弁（大動脈弁と肺動脈弁）の4者である。心臓や血管の壁は3層構造をなしていて、そのもっとも内側は内膜とよばれる層であるが、いずれの弁もこの内膜からヒダのように伸びでてきた組織で作られている。

房室弁　右房室弁と左房室弁の2者がある。房室弁の弁尖はパラシュート、あるいはこうもり傘のように広がり、その辺縁は腱索という結合組織のひもによって、心室内にある乳頭筋の頂部と結ばれている。右房室弁ではこの弁尖が3枚あるので三尖弁、左房室弁は弁尖が2枚で僧帽弁とよばれる。心房から心室へ向けての血流に対しては、これらの弁尖は傘を閉じるように押しつぶされるため流れに順行するが、逆向きの流れに対しては弁尖が傘を広げたように大きくふくらむため、逆流が阻止される。このとき、弁尖が乳頭筋に結ばれていることにより、傘を広げる効果が大きくなる。

動脈弁　大動脈弁と肺動脈弁の2者があるが、これらは左右の

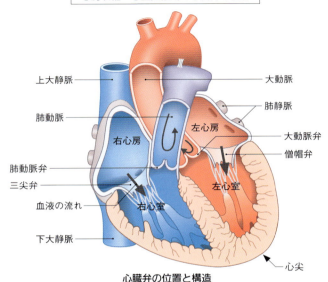

心臓弁の位置と構造
4つの心房と心室、各弁が見えるよう心臓の壁を切り取った

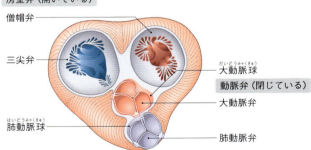

心房を取り除き上方から心臓弁を見た図
図の下側が前方になる

心室から大動脈、肺動脈がはじまる起始部にある。この起始部では、弁の組織が3ヵ所でポケット状に張りだして、3枚の弁尖を作っている（三尖弁）。でていこうとする血液は弁尖を下から押し上げるため、なんら抵抗なくでられるが、もし逆方向に流れようとすると、弁尖はポケット状に広がって弁口を塞ぎ、逆流が防止されるようになっている。各々の弁尖を上から見たとき、三日月形にも見えるため、動脈弁には半月弁の名前もある。

上行大動脈、肺動脈の発端部の内壁では、動脈弁の弁尖に対応してゆるい陥凹が外側に向けてふくらみでいる。これは大動脈洞、肺動脈洞とよばれ、とくに大動脈洞から心臓壁を栄養する左右の冠状動脈（「4-1-4 心臓壁を栄養する血管系」参照）が出発する。大動脈洞、肺動脈洞に相当する部を動脈の外側から見るとふくらみになっていて、これはそれぞれ大動脈球、肺動脈球という。

（3）心臓の収縮と弁の働き

心房と心室は交互に収縮と拡張を繰り返している。言い換えると、左右の心房の収縮期には左右の心室が拡張し（183ページ図の状態）、心室の収縮期には心房が拡張している（185ページ図の状態）。

心房が拡張すると大静脈や肺静脈から血液が流入してくるが、このとき、左右の心室は収縮して大動脈や肺動脈へ向けて血液を送りだしている。そのため、この段階では房室弁（三尖弁と僧帽弁）が閉じて心房へ向けた逆流が防止されている。

次いで、心房の収縮期になると、心室が拡張するため、心房内の血液は房室弁の開口部を経由して心室に流れてくるが、このとき動脈弁（大動脈弁と肺動脈弁）は閉じているから逆流はおきない。このように、房室弁の開閉と動脈弁の開閉は交互におこなわれていることに注目していただきたい。

心房拡張・心室収縮期の心臓弁の状態

- 上大静脈
- 肺動脈
- 肺動脈弁
- 肺動脈洞（はいどうみゃくどう）
- 三尖弁
- 腱索
- 乳頭筋
- 下大静脈
- 右心房
- 右心室
- 大動脈
- 肺静脈
- 左心房
- 大動脈弁
- 大動脈洞（だいどうみゃくどう）
- 僧帽弁
- 腱索
- 乳頭筋
- 左心室
- 心尖

心臓弁の位置と構造
4つの心房と心室、各弁が見えるよう心臓の壁を切り取った

房室弁（閉じている）

- 僧帽弁
- 三尖弁
- 肺動脈球
- 大動脈球
- 大動脈弁
- 肺動脈弁

動脈弁（開いている）

心房を取り除き上方から心臓弁を見た図
図の下側が前方になる

4-1-3 心臓の機能

　心臓は血管を流れる血液に、流出のための力を与えるポンプである。そのため、循環器系の中でももっとも主要な器官ということができる。

　1回の拍動で左心室から送りだされる血液の量（心拍出量）は約70mlなので、1分間に約5ℓの血液が拍出されることになる。全身を循環している血液の総量は約5ℓなので、全身の血液は1分間で入れ替わるという計算になる。

　左心室よりでた大動脈は、末梢にいくにつれて次第に分枝を繰り返しつつ中等度の太さの動脈（たとえば手首で脈をとる橈骨動脈は5mm程度）に、さらには1mmにも満たない細動脈を経て、ついには毛細血管（直径10μm〈1μm = 0.001mm〉程度）となる。

　毛細血管では酸素や栄養分を含んだ血液を細胞に送り届け、また細胞活動の結果生じた二酸化炭素を回収して酸素分圧の低い静脈血となり、これを入れた毛細血管は次第にまとまって細い静脈になり、これらもさらに合流を続けて、最終的には上半身の静脈は上大静脈に、下半身からの血液は下大静脈に合流して、ついには右心房に帰還していく（次ページ図参照）。この血液循環路は体循環系といわれる。

　それに対して、右心室から静脈血を肺動脈経由で肺へ送り、肺でガス交換をおこなって酸素分圧が高くなった血液（これを動脈血という）を肺静脈を経由して左心房にまで送る経路は肺循環系とよばれる。循環系は体循環系と肺循環系とから構成されているわけだ。そのため、循環系では、一筆書きに8の字を描くように血液が送られて、心臓はその交点に位置している（次ページ図参照）。

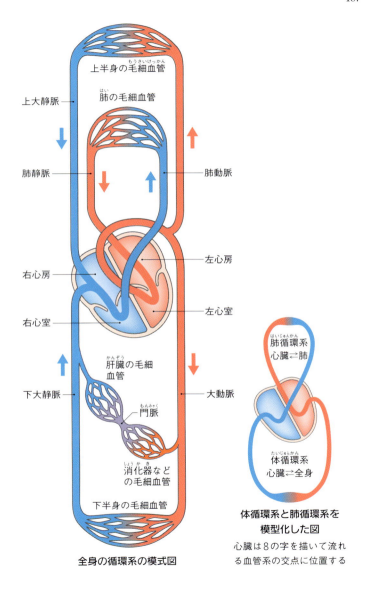

全身の循環系の模式図

体循環系と肺循環系を模型化した図

心臓は8の字を描いて流れる血管系の交点に位置する

4-1-4 心臓壁を栄養する血管系

　心臓は昼夜を問わず収縮と拡張を繰り返している。そのため、脳に次いで大量の酸素や栄養分を必要とする器官で、心臓壁には充分な血液の供給が必要である。その供給路として冠状動脈が、静脈血の帰還路として心臓壁の静脈と冠状静脈洞がある。これらは冠状血管系としてまとめられている。

　右冠状動脈、左冠状動脈は、大動脈の起始部で、大動脈弁の直上の大動脈洞（184ページ参照）とよばれるゆるくくぼんだ部分からはじまる。左冠状動脈は大動脈洞から出発すると、心臓の前面で左右の心室を分ける前室間溝を下方に向けて走行するとともに、その分枝（回旋枝）は心房と心室との境界部である冠状溝を左の方に回って後面に向かう。一方、右冠状動脈は

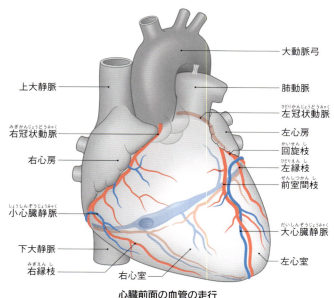

心臓前面の血管の走行

大動脈洞から出発すると、冠状溝を右方向に走って後方に向かい後室間溝を下行する。その途中で心壁に分枝を送るとともに、先端は前壁の前室間溝を下行してきた前室間枝と吻合する。

　心臓壁を栄養しおえた静脈血のほとんどすべては大心臓静脈、中心臓静脈、小心臓静脈を経由して、後面の冠状溝にある冠状静脈洞に帰還してくる。冠状静脈洞は右心房に開口しているので、心臓壁からの静脈血は、全身を巡って還ってきた大静脈の血液と右心房で混じることになる。

　心臓壁の血管の主要部分は、心房と心室との境界部にできる冠状溝を経由して1周している。心房と心室の間をぐるりと取り囲む様子は、勝者が頭に飾る月桂樹の冠からの連想で、"冠状"の用語が生まれてきた。

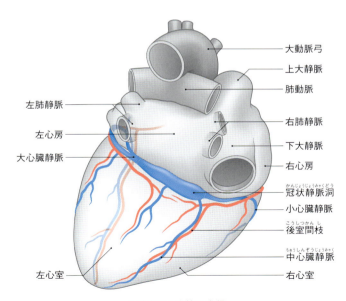

心臓後面の血管の走行

> **コラム　からだの中の洞窟**
>
> 　医学用語には、洞という字があてがわれるものがたくさんでてくる。"洞"は洞窟という言葉でもわかるとおり、空所あるいは管の一部がふくらみをなしてほら穴状になったものに付けられる用語で、sinusの日本語訳である。大動脈洞、大静脈洞のほか、冠状静脈洞、上顎洞はその例である。大きさの感覚を無視しているので、日常用語からはややかけ離れた印象を受けることも多い。
>
> 　さらに大小感を無視して、顕微鏡的な微小なものにまでつけられた例もある。肝臓に類洞とよばれる毛細血管がある（266ページ参照）。これは毛細血管なのだが通常のものに比して内径が大きいため、"洞窟に類している"という意味で、類洞とよばれるに至ったものである。英語のsinusoidの訳語で、-oidは似たものという意味の接尾語である。
>
> 　古来、我が国の科学者は欧米の用語を的確に意味をとって、それに見事な漢字をあてて、日本語の科学用語をどんどん増やしてきたことには驚かされる。それに比べると、最近の科学用語は欧米の発音をそのままカタカナ表記しただけのもので、妙味を感ずることが少ないばかりか、人によって理解のずれが生まれてくる場合すらあるのは残念だ。

4-1-5　心臓壁の構造

　心房、心室ともに壁は内腔側から心内膜、心筋層、心外膜（臓側心膜。「第6章　呼吸器系　6-7-2心膜腔」参照）の3層構造をなしている。心内膜の最内層には、内皮細胞とよばれる平たい1層の細胞が敷き詰められている。内皮細胞の直下にあるわずかの結合組織層には、後述する刺激伝導系のプルキンエ線維が走行し、そのまま心室の心筋層に移行していく。

　心筋層は心筋で構成される層で、心室の方が心房より厚く、

心室でも左心室の方が右心室より厚い。これはそれぞれの血液を排出する力、つまり心拍出量を反映している。また心筋層は血管の中膜（平滑筋層）に対応するものである。最外層の心外膜は脂肪と結合組織成分から構成されていて、冠状血管系はこの脂肪層に埋まって走行している（179ページ上図参照）。心外膜の結合組織はそのまま大血管の外膜に連続している。

　心内膜の内皮細胞層は決して途切れることなく、大動脈や大静脈、さらには一般の動脈、静脈を経て毛細血管の内皮細胞（173ページ参照）にまで連続していく。そのため、毛細血管も含めた循環系の全体が、内皮細胞に裏打ちされた閉鎖空間になっていると考えることができる。この閉鎖空間に入れた血液を1方向に向けて送りだすために、筋肉の層が生まれてきて、その最大のポンプ作用を営む領域が心臓になる。

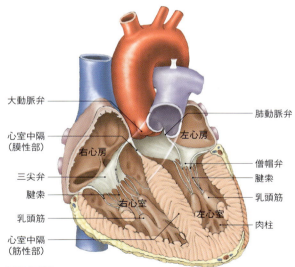

心臓の内景（再掲）
心筋層は、心室の方が心房より厚く、心室でも左心室の方が右心室より厚いことがわかる

4-1-6 心臓の刺激伝導系

心房と心室が交互におこなう規則正しい収縮と拡張は、どのように調節されているのだろうか？ 心臓には、刺激伝導系とよばれる特殊な心筋があって、これがパルス状の電気信号を発生させ、この信号を個々の心筋線維にまで伝えている。特殊心筋は、興奮をひとつひとつの心筋細胞にまで送り届ける電線のようなものを想像していただくのがわかりやすいだろう。つまり、特殊心筋は、心筋でありながら神経線維のような機能を営んでいる。

上下の大静脈がひとつにまとまって右心房に合流する部分は大静脈洞とよばれる。大静脈洞から右心房への移行部の心房壁に、洞房結節（発見者の名をとってキース・フラックの結節ともいう）とよばれる特殊心筋の集団があって、これが刺激伝導系の出発部である。ここでは1分間に70回ほどの電気信号を規則

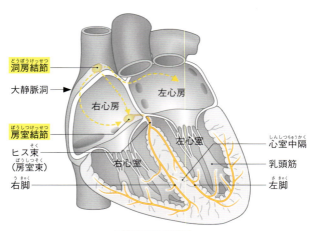

心臓の刺激伝導系
心房と心室の全体が見えるように前頭断した図に刺激伝導系（黄色）を描き加えてある。洞房結節から房室結節に至る破線は心房内にあると想定される伝導路をしめす

正しく発生させていて、心臓収縮のペースメーカーとなっている。

　洞房結節からの電気信号は心房筋に伝播されて、心房の収縮がおきる。心臓の後壁で心房と心室の接合部には、房室結節（発見者の名をとって田原の結節ともよばれる。コラム参照）という特殊心筋の小さな集団があって、これが心房筋の興奮を受け取って、電気信号を発生する。房室結節からの信号はヒス束（房室束）という電線のような特殊心筋線維に伝えられ、この線維は心室中隔の中に進入していく。

　ヒス束の線維は心室中隔の右心室側および左心室側の心内膜直下を走行する右脚、左脚という特殊心筋の線維に連続して、電気信号はその先にあるプルキンエ線維に波及される。プルキンエ線維は細かく枝分れして、その先端が心室の心筋線維に連続していく。そのため、電気信号としての興奮は一般の心筋線維に伝達されていき、心室筋の興奮により収縮が発生する。

　カエルの心臓を切り出してリンゲル液（0.9％食塩水にカリウムイオン、カルシウムイオンを追加して細胞外液の組成に近づけた溶液）の入った容器に入れると、一定の心拍数で規則正しく拍動するのがわかる。これは心臓自体に自動性があるためで、この拍動のペースメーカーになるのが洞房結節の周期的な興奮である。また洞房結節には交感神経や副交感神経が密に分布していて、これらの働きが洞房結節のパルス発生を調節している。つまり恐怖におののき交感神経が緊張すると心拍数が増加するし、逆に安静にして副交感神経の緊張が優位な状態では心拍数が減少する。
　房室結節や一般の心筋細胞自体もそれぞれに固有の自動性を持つが、上位にある洞房結節の支配が優位になるため、表現されてこない。

> ### コラム　房室結節の発見者、田原淳のこと
>
> 　これまで読み進めてきて、からだの中には人名が付いた部位や構造体が、随分たくさんあることに気づかれたであろう。しかし日本人の名前を発見することは決して容易ではない。そんな中にあって、房室結節だけは世界中の医学書の中に"Tawara"としてでてきて、人々によく認知されている。大分県の出身である田原淳（1873-1952）は1903年から3年間、ドイツのマールブルク大学に留学している折に、房室結節の存在に気づき、

併せて刺激伝導系の意義について発表したのである。帰国後は福岡医科大学（現在の九州大学医学部）の病理学教授を務めた。洞房結節は田原の発見に触発された英国のキースとフラックにより発見されたものである。

Zoom up

心電図でわかること

　心電図は、心筋の興奮にともない発生する活動電位の総和を、時間軸に対する変化として記録することにより、心臓疾患の診断に役立てるものである。記録には肢誘導と胸部誘導とがある。肢誘導では、電極を左右の手首と左足首に接着して、右足首にあてた電極はアースになる。胸部誘導では、胸壁から心臓を取り囲むように6個の電極を前胸壁から側胸壁に付ける。肢誘導では心臓の前頭断面の状態で6方向から、胸部誘導では水平断面の状態で6方向からの投影図として、時間軸にともなう電気信号の大きさが記録される（下図参照）。心電図の波形として、P波、QRS波、T波が記録されるが、P波は心房の収縮、QRS波は心室の収縮、T波は心室筋の興奮からの回復を意味している。これらの波のリズムや各誘導ごとの波形の解析により、心疾患の病態や病巣部位の診断がおこなわれる。

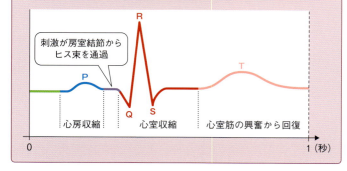

4-2 全身の動脈系

ここでは全身の主要な動脈系について順に説明していく。

4-2-1 大動脈

　左心室からでた大動脈は、発端部の大動脈洞で左右の冠状動脈をだした後、胸部を上行（上行大動脈）し、上方へ向けて腕頭動脈をだしたところで大きく弓なりにUターン（大動脈弓）して下方へ向かう。大動脈弓から左総頸動脈、左鎖骨下動脈もだすが、下行して第4胸椎の高さで胸大動脈と名前を変える（196ページ図参照）。

　胸大動脈は気管支動脈、食道動脈のほか、第3～11肋骨に向けて左右9対の肋間動脈、第12肋間動脈に相当する肋下動脈（196ページの図では横隔膜に隠れている）をだして、胸壁に栄養を供給する。

　横隔膜を通過して腹部に至ると腹大動脈と名前を変える。腹大動脈からは消化器官に向けて腹腔動脈、上腸間膜動脈、下腸間膜動脈の3本の枝をだすほか、左右1対の腎動脈をだす。次いで、腹大動脈は第4腰椎の高さで左右に二分して総腸骨動脈となるが、それらはさらに内腸骨動脈、外腸骨動脈に分枝していく。

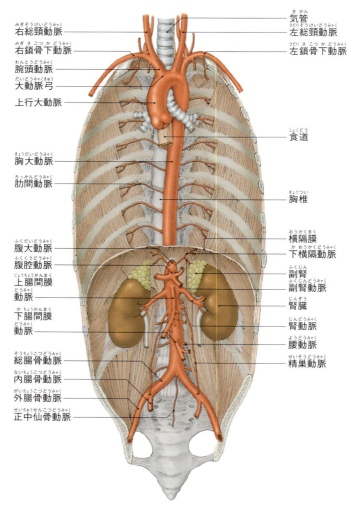

全身の動脈系（前面）

大動脈とその枝が見えるように胸部、腹部を開放した図。気管支動脈や食道動脈はこの図では見えない。男性の精巣動脈は、女性では卵巣動脈が対応する

4-2-2 総頸動脈とその枝

総頸動脈のうち、右総頸動脈は大動脈弓からでる腕頭動脈から分枝するのに対し、左総頸動脈は大動脈弓より独立してでてくる（196ページ図参照）。しかし、その後の分枝や分布の状態は左右で違いはない。

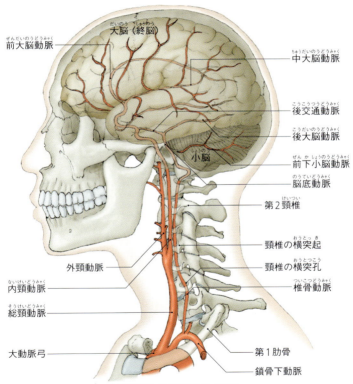

内頸動脈と椎骨動脈（左側面）

椎骨動脈は鎖骨下動脈の枝（199ページ参照）で、
内頸動脈とともに脳に血液を送る血管である

総頸動脈は頸部を上行して第4頸椎付近の高さで内頸動脈と外頸動脈に二分する。内頸動脈は途中で枝を1本もださないまま頭蓋底の頸動脈管を通過して頭蓋内へ入り、脳に栄養を送る。その詳細は「第11章 神経系Ⅱ 11-9脳の血管系」で述べる。外頸動脈は、上甲状腺動脈、上行咽頭動脈、顔面動脈、顎動脈など、頸部、顔面、頭部表層に枝をだして、最終的には浅側頭動脈となる。

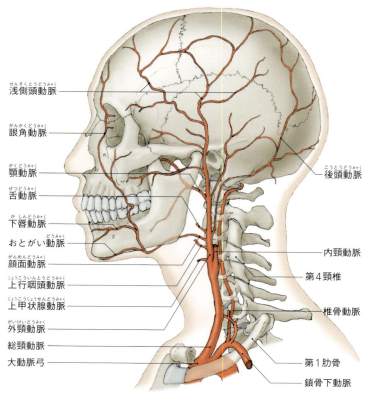

外頸動脈からの分枝（左側面）

4-2-3 鎖骨下動脈とその枝

右総頚動脈の場合と同様に、右鎖骨下動脈は腕頭動脈から分枝するが、左鎖骨下動脈は大動脈弓からの第3番目の枝として直接でてくる。鎖骨下動脈は下頚部を外側に向けて走行して、その途中で、胸郭内に入って前胸壁後面を下行する内胸動脈と頭蓋内に向かう椎骨動脈を分枝する。椎骨動脈は上行して第6頚椎横突孔に入り、第1頚椎横突孔までの横突孔を経由して、大後頭孔より頭蓋内に入り、脳を栄養する血管となっていく（197ページ図参照）。この動脈の詳細は「第11章 神経系Ⅱ 11-9脳の血管系」で述べる。

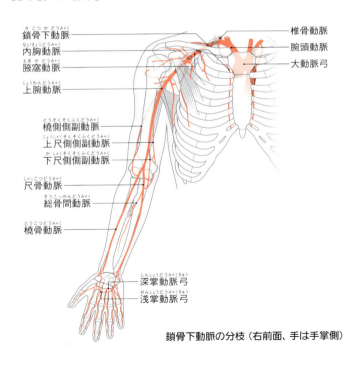

鎖骨下動脈の分枝（右前面、手は手掌側）

鎖骨下動脈の本管は鎖骨の下を斜めに横切って、第1肋骨下縁の高さで腋窩動脈となる。腋窩とは通常脇の下とよばれる大きなくぼみで、腋窩動脈はこのくぼみ（陥凹部）の外側壁を走行しつつ、胸壁や腋窩に小枝をだしたのち、上腕動脈となる。上腕動脈は上腕二頭筋の内側を正中神経（「第12章　神経系Ⅲ」参照）とともに下方に向かうが、上腕の筋に向けて分枝しながら、ついには肘部の内側の陥凹である肘窩で橈骨動脈と尺骨動脈に二分する。この肘窩とは肘の屈側にできるくぼみを指す。橈骨動脈は手首で脈をとる際に触知する動脈である。橈骨動脈も尺骨動脈も手へ向かい、それらから指に血液を送る動脈がでてくる。

4-2-4 腹大動脈からの枝

　胸大動脈が横隔膜を通過して腹部に入ると腹大動脈と名前を変える。ここから腹部の消化器官にいく腹腔動脈、上腸間膜動脈、下腸間膜動脈の3本がでてくるが、これらの詳細は「第5章　消化器系」で述べる。腹大動脈からはほかに腎臓へいく腎動脈、精巣動脈（女性では卵巣動脈）がでるがこれらは左右1対ある。腹壁にいく動脈もでてくる。

4-2-5 総腸骨動脈とその枝

　腹大動脈は第4腰椎の高さで左右に分かれて総腸骨動脈となるが、それぞれはさらに内腸骨動脈、外腸骨動脈に二分する。また総腸骨動脈が左右に分かれる分岐部から、からだの中心線、つまり正中部を仙骨に向けて下行する動脈が1本あり、これは正中仙骨動脈で、ヒトでは退化してしまったが、尾に血液を送る動脈の名残である。

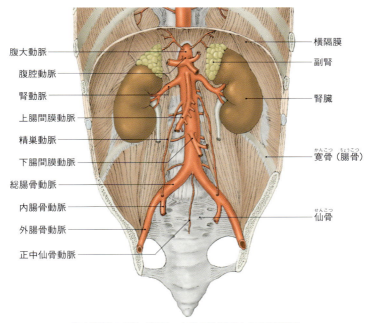

腹大動脈の分枝（前面、全身の動脈系より部分再掲）
腹大動脈とその枝が見えるように腹部を前頭断した図

内腸骨動脈　総腸骨動脈が二分したうちの一方で、膀胱、子宮、直腸下部などの骨盤内臓に枝をだすほか、上殿動脈、下殿動脈という殿部（俗にいうお尻の部分）の筋に栄養を送る枝もだす。

外腸骨動脈　総腸骨動脈からの枝で、鼠径靭帯をくぐり抜けて大腿前面にでると大腿動脈と名前を変える。大腿動脈は大腿深動脈を大腿後面の筋に送った後、大腿部を下方へ降りていく。内側広筋（大腿四頭筋のひとつ）と大内転筋の筋膜が作る鞘のような管（内転筋管）の中を通過して膝関節後面の膝窩（115ページ図参照）にでてくると、膝窩動脈と名前を変える。膝窩

動脈は、ひらめ筋起始部の下で前脛骨動脈と後脛骨動脈に二分し、両者はともに足に向かい、下腿と足部の筋に枝をだす。

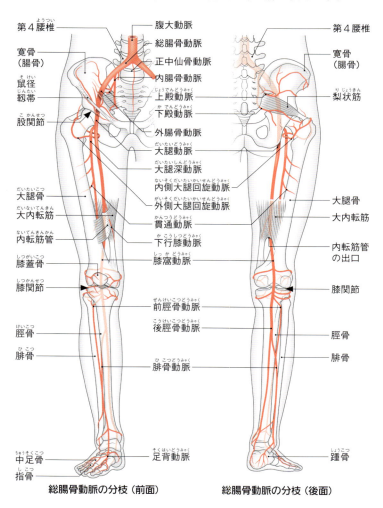

総腸骨動脈の分枝（前面）　　総腸骨動脈の分枝（後面）

Zoom up

血圧

　血圧とは血液の流れによって、血管の壁にかかる内圧をいう。これは循環動態の指標になるうえに、市販の血圧計で容易に測定できるため、気にしている方も多いはずだ。

　血圧の値は血管の中を流れる血流量と血管壁の抵抗によって規定されてくる。血流量は心臓の拍動によって送りだされる血液の量（心拍出量という）に比例する値で、心臓の持つ収縮力と尿量によって調節されている。血管壁の抵抗とは血管壁の収縮力や弾力性、血液の粘性など、多くの因子が関与し、循環抵抗ともいわれる。たとえば、動脈硬化により動脈壁の弾力性が低下すると血圧は上昇するし、寒冷に曝されると血管が収縮するので、血圧上昇がおきる。いずれも循環抵抗の増大による効果である。心臓（心室）が収縮して血液を排出したときの血圧は、収縮期血圧とよばれ、最高の血圧値になる。また心室が拡張したときの血圧は拡張期血圧（最低血圧ともいわれる）になる。

　血圧は対象とする血管内に圧トランスジューサーという測定装置を挿入して測定するが、これは研究用には可能ではあっても実用的ではない。そこで簡便法として、間接的に血圧を測定する器具が市販されている（204ページ図参照）。この血圧計ではマンシェットとよばれる布で包まれた平たいゴムの袋を上腕部に巻き、その中に空気を送って上腕動脈を完全に圧迫し、その状態から徐々にマンシェット内の空気を抜いて減圧していく（図のグラフに示した破線、パルス波は被験者の血圧変化をしめす）。マンシェットは水銀柱につながっていて、その空気圧を測定できるようになっている。この間、肘窩の上腕動脈に聴診器をあてて、拍動音をモニターする。A点までマンシェットの空気圧を下げてくると、マンシェットで圧迫されて上腕動脈が完全に拍動を停止した状態から、急に拍動音が聞こえはじ

め（このときのマンシェットの圧が収縮期血圧に相当する）、さらに減圧を続けると、次第に拍動が大きくなりながら、B点で突然拍動音が消失（このときのマンシェットの圧が拡張期血圧）するようになる。聴診器を使わずに、手首で橈骨動脈の拍動を触知しながら測定をおこなうこともできるが、拡張期血圧の測定は困難である。

　成人の上腕動脈での正常血圧は、収縮期血圧130mmHg未満、拡張期血圧85mmHg未満で、それぞれ140、90以上になると高血圧症といわれる。また収縮期血圧100mmHg以下を一般に低血圧という。血圧は心拍出量に影響されるので、暫時安静にして深呼吸を数回繰り返した後に測定することが肝要である。収縮期血圧は心拍出量を、拡張期血圧は循環抵抗を反映するとされている。

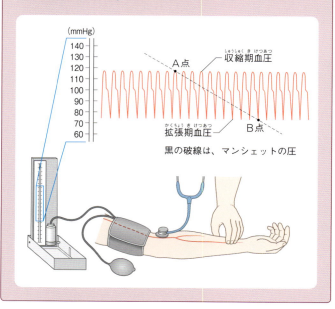

4-3 全身の静脈系

　末梢の組織から回収した静脈血を入れた毛細血管は、次第にまとまりながら太さを増して、上半身からの静脈血は最終的には上大静脈に合流し、右心房に還流していく。下半身からの静脈血は下大静脈を経由してこれも右心房に流入する。上大静脈と下大静脈の合流部が「4-1-2 心臓の構造」で述べた大静脈洞である。かくして、左心室から大動脈を経て送りだされた血液は全身を巡ってついには右心房へ帰還して、体循環が全うされる。

　一方、肺でガス交換されて酸素分圧の高くなった血液（つまり動脈血）は4本の肺静脈によって左心房へ運ばれる。肺静脈は右心室からでた肺動脈と肺胞の毛細血管とを合わせて肺循環系を構成している。

4-3-1 伴行静脈

　動脈には、同じ名前が付いた静脈が一緒になって走行するのが通常の姿である。こうした静脈は伴行静脈と総称されているが、伴行静脈は動脈と分枝や走行をともにするので、名前の付け方も動脈と同じで、これ以上の解説は必要ない。

　しかし、静脈の中には動脈と伴行することなく単独で走行しているものがあり、これらには皮静脈、門脈（詳細は「第5章 消化器系」で述べる）、奇静脈とよばれる静脈系があり、また脳の静脈（「第11章 神経系Ⅱ」で解説する）も動脈とは伴行しない特異なものである。

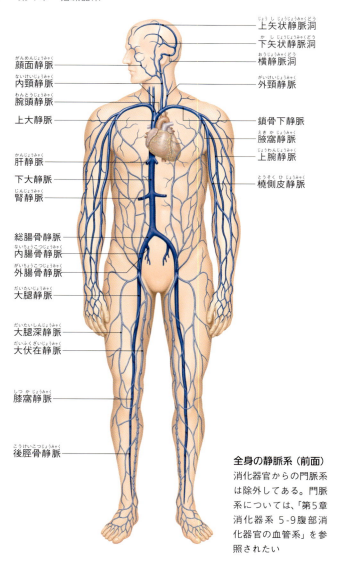

全身の静脈系（前面）
消化器官からの門脈系は除外してある。門脈系については、「第5章 消化器系 5-9腹部消化器官の血管系」を参照されたい

4-3-2 皮静脈系

皮膚の皮下組織の層を走行する静脈で、胸壁や腹壁、四肢で体表から透けて見えるのはすべてこのグループの静脈である。

上肢の皮静脈　手掌の皮下にはたくさんの細い静脈が網目をなして走行しているが、これらは前腕部で橈骨側を上行する橈側皮静脈と尺骨側を上行する尺側皮静脈の2本にまとまってくる。やがて橈側皮静脈は上腕部で腋窩静脈に合流する。尺側皮静脈は肘関節の上方で上腕静脈に合流する。

前腕の屈筋側で肘関節のやや下部には、橈側皮静脈から分かれて尺側皮静脈に合流する枝がある。肘正中皮静脈とよばれるもので、静脈注射や採血はこの静脈に針を刺しておこなうことが多い。しかしこの部の皮静脈の走行には個体差が大きい。

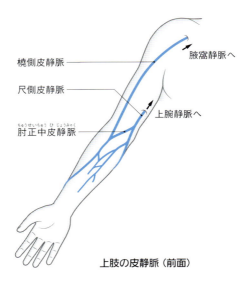

上肢の皮静脈（前面）

下肢の皮静脈　足底やかかとの皮下にある多数の細い静脈は上肢の場合と同様に次第にまとまって、2本の皮静脈となって下腿を上行する。一方は大伏在静脈で、大腿の内側前面の皮下を上行して鼠径部の下方で大腿静脈に合流する。もう一方は小伏在静脈で、腓腹筋の表面を上行して膝の後ろ（膝窩、115ページ図参照）で膝窩静脈に合流する。

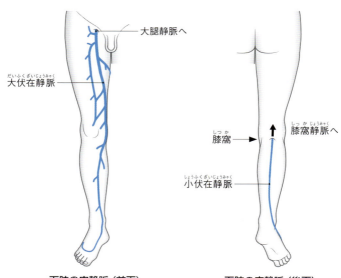

下肢の皮静脈（前面）　　　　下肢の皮静脈（後面）

4-3-3　奇静脈系

　後体壁の深層には、胸壁、腹壁の深部の血液を集めて上大静脈に還流する静脈路が、脊柱の左右に1対あり、奇静脈系とよばれる。しかし、静脈の発生にあたって、左側のものが右に合流する傾向が強いという事実を反映して、左側はふたつのもの

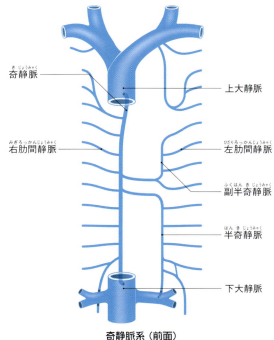

奇静脈系（前面）

に分断されて、それぞれが別個に右側に合流するようになった。そこで、右側のものを奇静脈として、これが上大静脈に合流していく。奇静脈には右肋間静脈が合流してくる。それに対して左側では、腰部から上がってきて第6〜10胸椎の高さで右折して奇静脈に合流するものを半奇静脈、上部胸壁の静脈血を集めて奇静脈に合流するものを副半奇静脈と名付けている。半奇静脈や副半奇静脈の合流のしかたには個体差が大きい。

　奇数という言葉からもわかるとおり、"奇"は片側とか対をなす一方が欠けることを意味している。そこでこの静脈系を、奇静脈が主たるものと位置づけ、左側の半奇静脈、副半奇静脈

をその上下半分ずつの側枝と考えて、このような奇異な名前がついたのであろう。奇静脈はラテン語名Vena azygos（venaは静脈、a-は無という意味の接頭語、zygosは対をなす意味）を意訳したものである。

4-3-4 胎児の循環器系

　子宮の中で発育を続けている胎児では、羊水の中に浮かんでいるため肺での呼吸がおこなわれておらず、酸素と二酸化炭素のガス交換は胎盤を介しておこなわれる。同様に、母体が取り込んだ栄養物は胎盤を経由して胎児に送られているため、成体の循環器系とは大きく異なるいくつかの特徴がある。

　その第1の特徴として、まだ肺呼吸をおこなっていない肺に血液を送る必要がないことより、肺へいく血流量を極力少なくするためのふたつのしくみがあることだ。ひとつめのしくみは、心房中隔に卵円孔という小孔を持つことである。そのため、大静脈、とくに下大静脈から右心房に帰還した血液の大部分は、卵円孔を経て左心房へ流れ、そのまま左心室より全身に送られていく。かくして、右心室を経て肺へいく血流は大幅に少なくなる。ふたつめのしくみはボタロの動脈管（略してボタロ管）の存在である。成体では、大静脈よりきた血液は右心房を経て右心室へ送られ、肺動脈を経由して肺に向かうのだが、胎生期には、肺動脈から大動脈へいくバイパスがある。このバイパス路がボタロ管とよばれ、右心室からの血液はボタロ管を経由して肺へいくことなく大動脈へ流れてしまう。出生直後、肺呼吸の開始と同時に卵円孔は次第に閉鎖して、卵円窩とよばれるゆるいくぼみに変化し、これが成人の心房中隔にも認められる（178ページ参照）。ボタロ管も急速に退縮して、動脈管索（175ページ上図参照）という結合組織でできたひものよう

な組織に変わってしまう。

　第2の特徴として、栄養物の取り込みと老廃物の排泄は、胎盤を介しておこなっていることがあげられる。胎児と胎盤を結ぶ臍帯の中には、2本の臍動脈と1本の臍静脈が走行している。胎児の内腸骨動脈からの枝である臍動脈は、酸素分圧の低

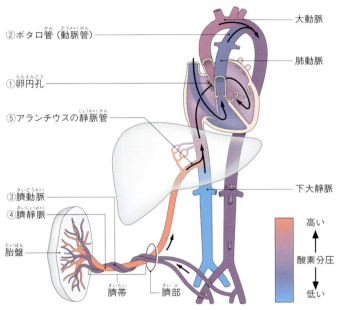

A：胎児における循環路
胎児期には肺呼吸をおこなっていないため、肺への血液量を極力少なくするふたつのしくみを持っている。そのひとつが心房中隔にある卵円孔（①）であり、もうひとつが肺動脈から大動脈への短絡路（ボタロの動脈管②）の存在である。また栄養物の摂取や老廃物の排泄ならびに呼吸は胎盤を利用している。そのため、胎盤に血液を循環させる経路（臍動脈③、臍静脈④）が発達している。また臍静脈を流れる血液の大部分を肝臓をスキップさせて直に下大静脈に送るルート（アランチウスの静脈管⑤）も確保されている

い静脈血を胎盤に向けて送っているが、一方の臍静脈は、胎盤でガス交換をおこなって酸素分圧が高くなった動脈血を運んで、胎児の肝臓に入る。ところがその一部は肝臓へいくことなく、アランチウスの静脈管という静脈を経由して下大静脈に注がれている。そのため、臍動脈、臍静脈と静脈管の存在が胎児に特有の循環路ということができる。しかし、生後は胎盤が離脱するため、臍静脈も静脈管も結合組織のひものような組織、つまり索状物に変化してしまうし、臍動脈も退縮して、成体では索状物が痕跡として認められるだけになる。

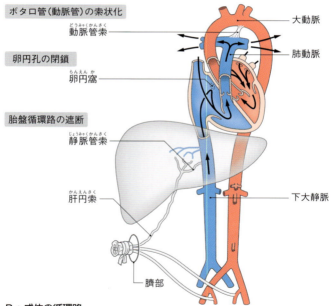

B：成体の循環路
生下時直後には胎盤への循環路が断たれると同時に、肺呼吸を開始するため、卵円孔も動脈管も閉鎖して、成体の循環路になる。図では肝臓へいく門脈は省略してある

4-4 リンパ管系

あまり実感することはないが、わたしたちのからだには動脈、静脈に次いで、第3の脈管といわれるリンパ管が張り巡らされている。リンパ管の中にはリンパとよばれる透明な液体がゆっくりと流れているが、血液と違ってリンパの存在にあまり気づかないのはリンパが透明な液体であるうえ、出血などのように大量に漏れだすことも日常生活では経験する機会がないためである。しかし、浮腫（むくみ）というのはリンパの流れが停滞することによって発生する現象だといえば、少しは身近になるであろう。なお、リンパは血液と関連する部分が多いので「第7章 血液と血球」もあわせてお読みいただきたい。

4-4-1 リンパとは

末梢の組織を流れる血液の一部は毛細血管から滲みでて、周囲にある組織間隙を潤す組織液となるが、その中には細胞から滲みでたいろいろな成分も含まれている。組織液は毛細血管を経由して静脈に回収されていくものであるが、一部はリンパ管の発端である毛細リンパ管に吸収されて、リンパとしてリンパ管の中を流れていく。リンパの中にはからだに侵入してきた細菌などの病原体や局所に発生したガン細胞が迷入して、リンパ管に乗って別の場所へ移動していくこともある。

全身を巡る血漿（血液のうち血球を除いた液状成分。「第7章 血液と血球」参照）は、1日に20ℓほどが毛細血管から組織間に漏出して組織液となるが、そのうちの16〜18ℓは血液に回収されてくる。その差の2〜4ℓがリンパ管系に移動することになる。

毛細血管が全身に張り巡らされているのと全く同じように、

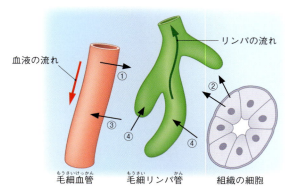

組織液とリンパ
①血漿の一部は毛細血管より組織間に漏出して組織液となる
②組織液には細胞からでた液も混じる
③組織液の大部分は毛細血管に還流するが、
④その一部はリンパ管に移行して、リンパとしてリンパ管によって輸送されていく

毛細リンパ管もくまなく全身に分布されている。末梢に張り巡らされた無数の毛細リンパ管は次第にまとまって太いリンパ管となって、静脈と同様に体幹に向かう流路となる。リンパ管の壁は静脈とほぼ同じ構造をしていて、もっとも内側は内皮細胞からできている。リンパ管にはリンパを送りだす特別なしくみはなく、周囲の骨格筋の運動などによって、間接的に中枢部へ移動させられるが、リンパ管の途中にはたくさんの弁があるので、これによって逆流は防止されるようになっている。

4-4-2 全身に分布するリンパ管

リンパ管の走行途中には、米粒から小豆大のサイズを持つリンパ節というリンパの濾過装置が無数に介在している。リンパ節はフィルターになるばかりではなく、リンパ球を産生すると

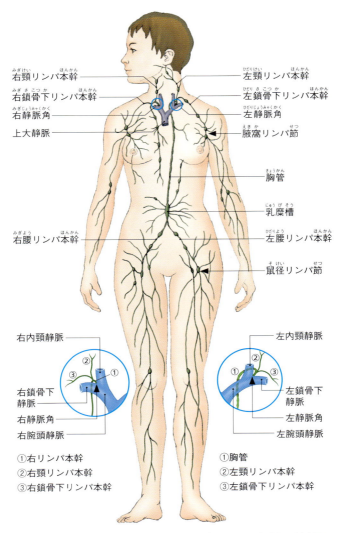

全身のリンパ管とおもなリンパ節、および静脈角（○部分）の拡大図

か生体を外敵から守るなど、重要な機能を持つので、この点については「第8章 リンパ系器官と生体防御」で述べる。

　からだ中に張り巡らされたリンパ管系は、次第に合流して太さを増して、最終的には鎖骨下静脈と内頸静脈の股になった部分（静脈角という）に合流するので、組織液にはじまったリンパは静脈血に帰還していくことになる。

　頭部、上肢を含めて右上半身のリンパ管は、右リンパ本幹という大きな管に合流して、最終的には右静脈角から静脈に入る。右リンパ本幹には、気管や肺、心臓など胸部内臓からのリンパも合流する。一方、両側の下肢、腰部、腹部のリンパ管のすべては乳糜槽とよばれるリンパ管の膨大した部分に集まってくる。乳糜槽は腹部の奥深くで第2腰椎の右側にあり、そこに合流してくる消化管からきたリンパには、小腸で吸収された脂肪分（乳糜またはカイロミクロンという）が含まれる。そのため、おかゆにも似た乳白色を呈している。"乳糜"の糜とい

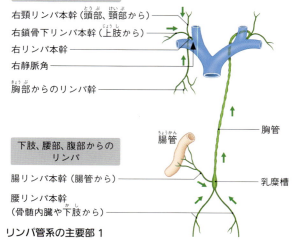

リンパ管系の主要部 1

う文字は米のかゆ状になったものをいう。乳糜槽は胸管という直径が5mmほどの管の発端部にもなっているが、その位置や大きさには個体差が大きい。

かくして下半身全体のリンパを集めた胸管は横隔膜を貫通して胸腔内に入り、胸大動脈の後方を上行して、最終的には左鎖骨下静脈に左内頸静脈が合流する点（左静脈角という）より上大静脈につながっていく。胸管の全長は35〜40cmにおよぶが、静脈角への合流部には左側の頭頸部や上肢からのリンパ管も合流してくる。こうして見てくると、胸管は下半身全部と左側上半身のリンパを集めて静脈に帰還させる、大きな道だということができる。

以上をまとめると、動脈、静脈に続く第3の脈管系であるリンパ管系は、組織間の水分やタンパク質、消化管で吸収された脂肪分を静脈に還流させる経路であると同時に、侵入してきた外敵をリンパ節で処理させるための輸送路としても重要な働きを営んでいるということができる。

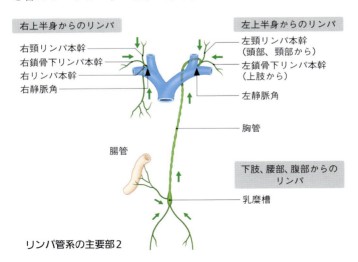

リンパ管系の主要部2

第5章 消化器系

　人間は1日に約2600kcalのエネルギーを消費しながら活動をしている。激しい運動をすれば必要なカロリー数は上昇する一方で、休息時には大幅に低下する。しかし、低下するとはいえ、睡眠時にも脳や心臓、呼吸器官はしっかりと活動している。つまり、わたしたちのからだは生きている限り、昼夜を問わずエネルギーを消費している。このエネルギーはどこからくるのだろう？　食物として取り込んだ栄養分がその源泉である。体内に取り込んだ栄養素を細胞の中で燃焼して、ATP（アデノシン3リン酸）というエネルギー貯蔵物質を合成する。このATPを分解する際に発生するエネルギーが生命活動に利用されている。ATPの合成には酸素も必要で、この酸素は呼吸としておもに肺から取り込んでいる。

　わたしたちはエネルギーのもとになる食物を取り入れて、これを低分子物質まで分解し、それを腸管の壁から吸収し、吸収しきれなかった残余の物質を糞便として排泄している。この一連の過程が消化であり、消化機能に関連する器官は消化器系としてまとめられている。消化器系のうち、口腔から肛門に至るまでの器官、つまり口腔、食道、胃、小腸、大腸、肛門は一連の管になっているため、これらは消化管と総称されている。消化管には消化酵素や粘液など、消化を助ける多様な物質が分泌されている。こうした物質を分泌する器官である唾液腺、肝臓、膵臓などは消化器付属腺としてまとめられている。また、肝臓から分泌される胆汁を濃縮・貯蔵する袋である胆嚢もこのグループに含められる。そのため、消化器系は消化管と付属腺との2群の器官から構成されている。なお、膵臓は消化酵素を分泌する外分泌腺なのだが、その中にインスリンやグルカゴンという、ホルモンを分泌する内分泌腺をも含んでいる。膵臓の内分泌機能に

関しては、「第13章 内分泌系」の項で詳しく見ることにする。

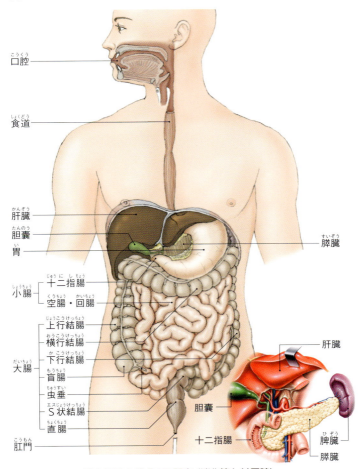

消化器系を構成する器官（消化管と付属腺）

消化管の全体をしめした全身像では、小腸を持ち上げて直腸とS状結腸が見えるようにした。下の付属腺をしめした図では、肝臓を持ち上げた状態で十二指腸が見えている（胃は取り去ってある）

5-1 口腔

　口腔は日常的には口の中とよばれる部域である。これを解剖学の用語を使っていうなら、上下の口唇（くちびる）で囲まれた口裂が前方の入り口、後方は口蓋咽頭弓と口蓋垂、舌根部とで形成される口峡までの領域（下図参照）ということになる。それゆえ、口腔の向こうは咽頭とよばれる部分である。上壁は口蓋、下壁は口腔底、左右は頬の粘膜が壁となっている。口腔には歯、舌があるほか、唾液腺が開口している。口腔では摂取

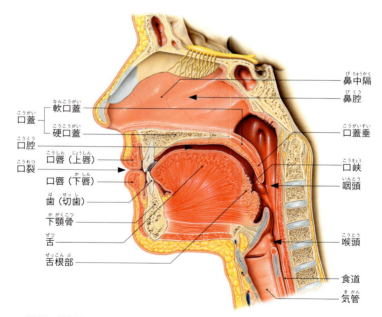

頭部の縦断図
鼻中隔の壁が見えるよう、正中のやや左で切断した。鼻腔の粘膜は一部取り去ってある

した食物の消化の第一歩がおこなわれるが、それを担当する器官が歯、舌、唾液腺である。口腔で分解された食物塊は咽頭へ、さらには食道へと嚥下（えんげ）される。嚥下に際して、食物が鼻腔や喉頭などの気道に入ることなく、的確に食道に向かわせるための巧妙なしくみがある（「第6章 呼吸器系 6-2-2嚥下のしくみ」参照）。

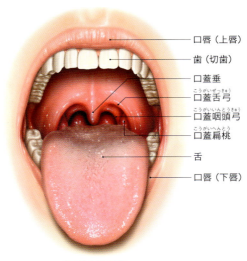

口腔内の器官

5-1-1 歯

　生後6ヵ月頃から、乳歯が生えはじめ、2～3歳までに上下の顎骨に合計20本の乳歯が生えそろう。片側では切歯が2、犬歯1、乳臼歯2本、合計5本ある。学童期に入ると乳歯は次第に抜け落ちて、新たに生える永久歯に置き換わっていく。永久歯は片側に切歯2、犬歯1、小臼歯2、大臼歯3本、上下左

右で合計32本が生える。しかし、第3大臼歯（一番奥の大臼歯）の萌出は遅れて20歳以降になる。そのためこの歯は智歯（知恵がついた頃に生える）、あるいは"親知らず"ともよばれている。

　歯は、咀嚼運動により食物を小さな食物塊に分解する作用を持つため、非常に硬いことが特徴である。歯冠（歯肉から突き出ていて口を開けたときにすぐ見える部分）と歯根（顎骨に埋まって外部からは見えない部分）とに大きく2区分されるが、抜歯した歯を縦断して断面を見ると、3部分から構成されていることがわかる。歯の中心部分は象牙質という60〜70％がリン酸カルシウムの結晶からなる硬い組織で、その表層を歯冠部ではエナメル質、歯根部ではセメント質が覆っている。エナメル質は90％以上がリン酸カルシウムの結晶で、水晶と同程度の硬度を持ち、人体でもっとも硬い組織である。セメント質は骨と同程度の硬さで、歯根を顎骨に結びつける役目をする。歯の中心部分には歯髄腔があり、この中の歯髄という組織

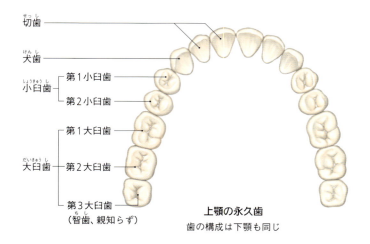

上顎の永久歯
歯の構成は下顎も同じ

には神経線維も含まれる。

　虫歯はエナメル質が侵食（歯科では"う蝕"という）される疾患であるが、さらに進行すると象牙質にも侵食が波及してくる。象牙質のもっとも歯髄に近い部分には、象牙芽細胞という細胞が並んでいて、それから伸びた細い突起が象牙質を貫いている。そのため、う蝕が象牙質までおよぶと、象牙芽細胞が刺激され、その刺激が歯髄の感覚神経に伝えられるため、歯の痛みを覚えるようになる。近年、学童の虫歯は大幅に少なくなっているが、もし虫歯ができたなら、痛みを覚える前、つまり、う蝕がエナメル質だけに止まっている段階で治療すると治癒が早い。

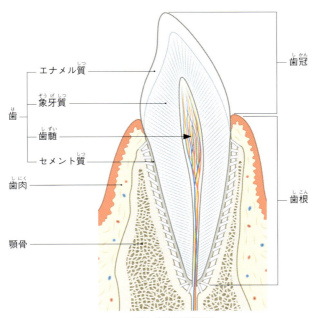

歯と歯肉の断面図

5-1-2 舌

　舌は、前後、左右、背腹方向に走行する横紋筋の集団で、非常に複雑な運動ができる。舌背の表面を覆う粘膜には、乳頭とよばれる細かな突出が一面に分布している。虫めがねで舌の表面を覗くと小さな赤い点として見えるが、これらはすべて乳頭である。先端がとがって奥に向けてカールした糸状乳頭、平たく木の葉を重ねたような形の葉状乳頭、キノコのように突出した茸状乳頭のほか、舌根部に近いところには、有郭乳頭というものもある。

　ネコやイヌの舌を指で触るとざらざらした印象を受けるが、糸状乳頭を触知したためだ。糸状乳頭は舌の表面からでた小さな爪に相当するもので、引っかけた食物を着実に奥へ向けて送る、つまり捕食のためのしくみである。糸状乳頭をのぞくそのほかの乳頭は、味蕾という味覚の受容装置を持っているが、味蕾の詳細は「第15章 感覚器系」の項で述べる。

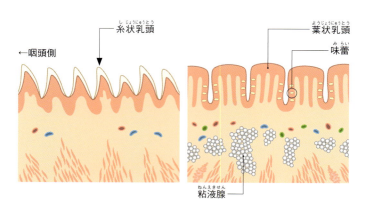

舌乳頭の拡大図1
糸状乳頭（左）と葉状乳頭（右）

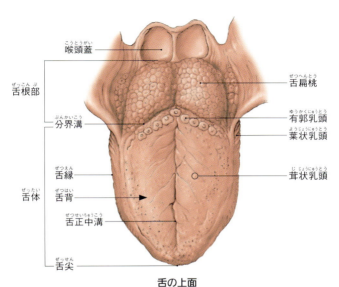

舌の上面

図ではわかりづらいが、舌表面のざらざらのひとつひとつが糸状乳頭である

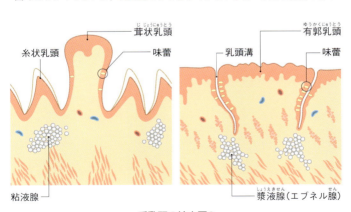

舌乳頭の拡大図2

茸状乳頭（左）と有郭乳頭（右）

5-1-3 唾液と唾液腺

1日に1〜1.5ℓの唾液が口腔に流れでている。唾液は唾液腺という外分泌腺から分泌されているが、これには耳下腺、顎下腺、舌下腺の3種の大唾液腺のほか、舌や口腔粘膜に埋まる顕微鏡でないと見えない小さな小唾液腺が多数ある。唾液には粘液（ムチンという粘性の高い糖タンパク質が主成分）、アミラーゼ（炭水化物を分解する消化酵素）のほか、口腔の清浄を維持するうえで欠かせない抗菌物質や免疫グロブリンが含まれる。

> **コラム　唾液が含む生理活性物質**
>
> 雄のラットやマウスの顎下腺には、神経細胞の増殖を促す神経成長因子とか表皮細胞の発育を促進させる上皮成長因子という、ホルモンのような作用を持つ特異な物質が含まれている。ところが不思議なことに、雌にはこのような物質をだす形跡はない。また炎症に関係するカリクレイン、血圧を上げる効果を持つレニン（「第9章　泌尿器系」参照）など、いろいろな生理活性物質のほか、抗菌作用を持つ物質が唾液腺から分泌されている。
>
> ヘビ毒には血液凝固を阻害する物質や血管の内皮細胞を破壊して出血を誘起する物質、神経の興奮伝達を阻害する物質など、種によっていろいろな生理活性物質が含まれている。そのためヘビに噛まれて死に至ることも稀ではない。いささか極端な例だが、ヘビの毒腺も唾液腺の一種である。
>
> 唾液がこうしたいろいろな生理活性物質を含むことの生物学的な意味は不明なのだが、抗菌物質に加えて上皮成長因子も含まれていることから、傷口を舌でなめることはあながち無益ではないことだけは確かなようだ。

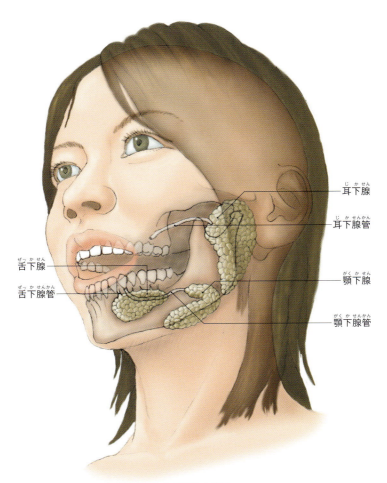

大唾液腺の位置

耳下腺は耳のすぐ前方の頬部にある。舌下腺と顎下腺は下顎骨の内側にあるので、そのままの状態では外部からは見えにくい。これらを観察するためには下顎骨を取り去る必要があるが、図では各大唾液腺を透視でしめした

Zoom up

腺とはなにか

　これから読み進めていく消化管の壁には、たくさんの外分泌腺が埋まっていて、その分泌物は消化機能と重要なかかわりを持っている。外分泌腺に内分泌腺を含めて広く"腺"とよばれるものは、消化器官ばかりではなく全身のいろいろなところででてくるので、あらかじめ腺というものについて理解を深めておくことにしよう。

　すべての細胞は、外界より低分子物質を取り込んで、これを素材にして細胞内で高分子物質を合成し、これを再び細胞外へ吐きだしている。これが分泌という機能である。逆に、高分子物質を取り込んで、これを細胞内で低分子物質へと分解して、細胞外へ吐きだす働きをも営んでいて、これは消化とか分解である。すべての細胞は大なり小なり分泌や分解をおこなっている。

　ところが、細胞の中には、ある特定の物質を合成して、それを細胞外へ放出する分泌機能を非常に旺盛にすべく特殊化したものがあり、こういう細胞をとくに分泌細胞とよんでいる。上皮の層に単独で散在する分泌細胞の例として杯細胞があげられる（図の①）。しかし、さらに分泌機能を旺盛にしようとするなら、分泌細胞が集団をなして上皮層から結合組織層に向けて陥入して、腺という構造を作る（図の②）。腺がさらに高度化すると、分泌細胞は落ち込んだ一番奥だけに集団を作り、これが非分泌性の細胞（この部分は腺からだされたものを外に吐きだす導出路、つまり導管になる）をはさんで上皮層と連続する（図の③）ようになる。こうした構造体が腺とよばれるものである。そのため、腺では終末端を作る分泌細胞の集団（これを分泌部とか終末部という）と、終末部を上皮層につなげて分泌物を送りだす導管の2部分で構成されるようになる。腺からの分泌物が導管を経由してからだの外へ外分泌されるので、このような腺は外分泌腺であり、消化管をはじめとする管状の器官の壁には、外分泌腺が豊富に存在していることは大きな特徴としてあげられる。

　ここでは非常に単純な外分泌腺を例にして説明したが、終末部がいくつにも枝分れして、非常に複雑な構造をなすこともよくあり、また導管

部も枝分れをするので、外分泌腺の組織構築はかなり複雑なものである。また外分泌腺は全体として粘膜に埋まっている場合が多いのだが、ときには、非常に発達して粘膜の層から逸脱してそれ自体で独立した大きな器官を形成する例もある。長い導管で消化管とつながっている肝臓や膵臓がその例である。そのため、肝臓や膵臓の分泌物は消化管の内腔に向けて外分泌されるわけだ。

また導管部分が次第に退縮してしまって、奥深くの分泌部だけが結合組織層に遊離するケースもある（図の④）。このように導管を失った腺では、分泌物は腺細胞の周囲にある毛細血管に向けて放出される。これは内分泌腺とよばれる腺で、その分泌物がホルモンである（「第13章 内分泌系」参照）。

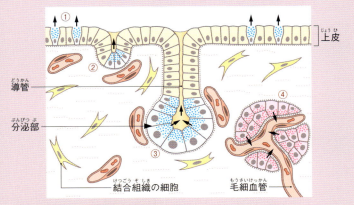

外分泌腺と内分泌腺の生まれ方
外分泌細胞の分泌物を水色の小粒でしめしてある。①上皮細胞層に孤立して存在する分泌細胞（単一の細胞で作る腺、代表例は杯細胞）、②分泌細胞が集団となって結合組織層に陥入し、③さらに発達すると分泌部と導管部を持った外分泌腺ができあがる。④二次的に導管部が消退すると内分泌腺となる。内分泌腺の分泌物（ピンク色の小粒）は周囲の毛細血管に送られる。黒い矢印は分泌物が流れる方向をしめす

5-2 咽頭

　咽頭は鼻腔、口腔の背側にある筒状の器官で、下方は喉頭と食道に続いている。口を大きく開けて鏡で奥を覗くと、舌根と口蓋垂の奥に見えている部分がまさに咽頭である。咽頭の側壁には、耳管の開口部が見られる。耳管とは中耳と咽頭をつなげる細い管で、中耳の内圧を調整する働きを持つ（「第15章 感覚器系 15-2-2中耳」参照）。鼻腔からきた空気は咽頭を通って喉頭へ、口腔からきた食物は咽頭を通って食道へいくので、咽頭は食物と空気が交差する部位だということができる。

　咽頭は口蓋や舌根部とともに、空気や食物に直に触れているため、常に細菌やウイルスなどの外敵に暴露されていることになる。そこで、咽頭には外敵と戦う細胞の集団であるリンパ組織を非常によく発達させている。これらのリンパ組織はアーモンド（和名を扁桃という）の種に似た塊になっているため、扁桃とよばれ、これには、咽頭の後壁にある咽頭扁桃、耳管開口部の周囲にある耳管扁桃のほか、舌の項で述べた口蓋扁桃、舌扁桃もある。外敵の感染を受けると、これらのリンパ組織が炎症をおこして"のどが腫れて痛くなる"という症状は誰もが経験するし、重症になると高熱に悩まされる（「第6章 呼吸器系 6-2咽頭」もあわせて参照されたい）。

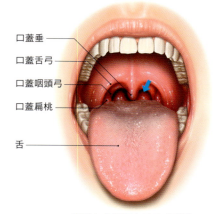

口腔から咽頭を見る（再掲）
青の矢印の先が咽頭

（ラベル：口蓋垂、口蓋舌弓、口蓋咽頭弓、口蓋扁桃、舌）

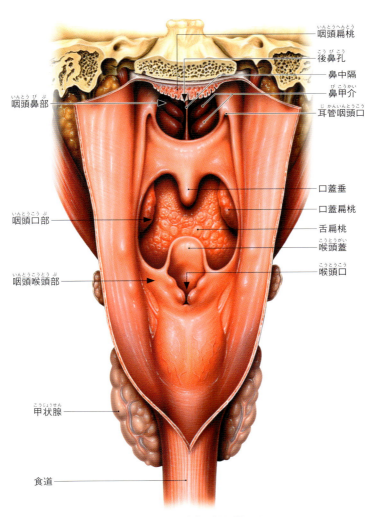

咽頭の後壁を縦方向に切り開いて、鼻腔、口腔、咽頭を後方から見た図

5-3 食道

咽頭は第6頸椎の高さで食道に続いていく。食道は直径が2cm、長さが25cmほどの管で、第11胸椎の高さで横隔膜を貫通して胃の噴門へと移行する。食道は、その発端の部分、大動脈弓との交差部、横隔膜を通過する部の3ヵ所（次ページ図の青の矢印①、②、③）で直径が狭められていて、生理的狭窄部といわれる。これらの部では、硬い食物の摩擦による損傷や通過障害が発生しやすく、食道ガンの好発部でもある。

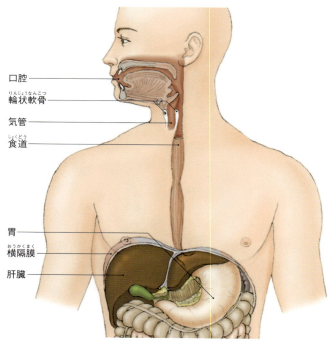

食道の位置（消化器系を構成する器官より部分再掲）

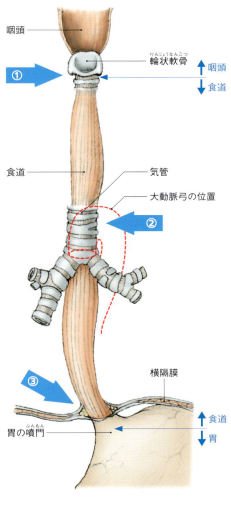

食道の生理的狭窄部

食道では3ヵ所で内径が狭められている。その第1は輪状軟骨直下の食道発端部（図の①）、第2は大動脈弓と交差する部分で大動脈弓が左側から食道を圧迫する（図の②）。第3が横隔膜を通過する部分（図の③）である。これらの狭窄部では食物の通過障害がおきやすく、摩擦が繰り返されるため食道ガンの好発部にもなる。なお、図は咽頭前壁の構造物（舌根、甲状軟骨、喉頭蓋など）と気管の一部を取り去って、咽頭下部から食道全体を見えるようにした模式図である

Zoom up

消化管壁の4層構造

　食道にはじまり胃・腸管に至るすべての消化管の壁は、基本的に共通の4層構造をなしていて、各部分が1本の管から局所的な分化によって生まれてきたことをしめしている。

　食物が通過する内腔側から①粘膜、②粘膜下組織、③筋層、④外膜あるいは漿膜の4層である。粘膜の最表層は粘膜上皮という細胞層で、胃から直腸までは1層だけの上皮細胞からなっているのに対して、食道では何層もの細胞が積み重なった重層上皮になっている。これはまだ充分に噛み砕かれていない食物が通過することに対応した構造だということができる。この上皮細胞群が壁の深い層へ向けて陥入すれば外分泌腺になり（228ページZoom up参照）、内腔に向けて突出してくると吸収のための表面積を拡大する効果が生まれ、小腸の絨毛はこの例である。粘膜上皮の下層はまばらな結合組織成分からなる粘膜固有層と、その下に粘膜を動かす平滑筋（粘膜筋板という）がある。

　第2層の粘膜下組織も結合組織の線維成分が多い領域で、粘膜筋板の運動に関与する神経組織（粘膜下神経叢またはマイスネル神経叢。神経叢とは神経細胞とそれからでた神経線維の集団をいう）も見られる。

　3層めの筋層では原則的に2層からなり、内腔に近い側は腸管の長軸方向に対して直交する方向、つまり輪走筋であり、外側は縦走筋である。胃ではその形状が変化したため、内斜、中輪、外縦走筋の3層構造になっている。これら2方向の平滑筋の作用により、内容物である食物を前方へ向けて送りだす蠕動運動や内容物を混和させる分節運動が可能となる。内輪走筋と外縦走筋の間にも神経組織（筋層間神経叢またはアウエルバッハ神経叢）があって平滑筋の運動をつかさどっている。胃・腸管の最外層は漿膜という、薄い1層の細胞とその裏にあるわずかな結合組織からなる被膜で包まれているが、漿膜を欠除して結合組織だけで覆われている場合（食道がその例）には外膜という。消化管のすべてにおいて基本構造は共通するものの、局所ごとに構造が分化していて、それに応じて各部域は特有の機能を営むことができる。各部を比較しながら、読み進めていただくのも面白いと思う。

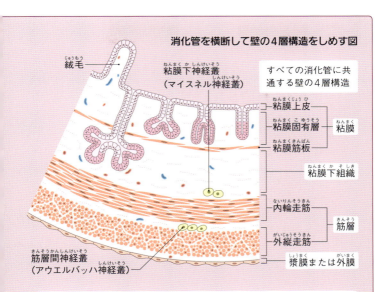

消化管を横断して壁の4層構造をしめす図

すべての消化管に共通する壁の4層構造

- 絨毛
- 粘膜下神経叢（マイスネル神経叢）
- 粘膜上皮 ┐
- 粘膜固有層 ├ 粘膜
- 粘膜筋板 ┘
- 粘膜下組織
- 内輪走筋 ┐ 筋層
- 外縦走筋 ┘
- 漿膜または外膜
- 筋層間神経叢（アウエルバッハ神経叢）

消化管の運動

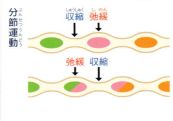

分節運動

収縮　弛緩
弛緩　収縮

腸管のある点で収縮がおきると両隣の点では弛緩がおきる。これにより腸管はいくつもの節に分けられる（分節）。次に弛緩していた部分が収縮して収縮していた点が弛緩する。これを律動的に繰り返す運動は分節運動といい、分節運動によって食物と消化液が混和される

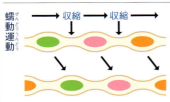

蠕動運動

収縮　収縮

輪走筋と縦走筋が協働して収縮を繰り返すことにより、管壁の収縮波が肛門の方向に向けて進行する。これにより、肛門へ向けた食物の移動がおきる

5-4 胃

　胃は食道に続く消化管部分で、前方から見ると左右非対称形である。しかし、その発生を見ると、まっすぐな胃・腸管の一部に紡錘状のふくらみとしてできてくる。やがて前壁（後の小弯_{しょうわん}）に比して後壁の発達が旺盛になるため、後方へ突出するようになる（大弯_{だいわん}の形成）が、肝臓の発達に押されるようにして、管の長軸に沿って上から見て時計回りに90度、次いで

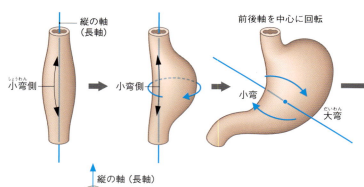

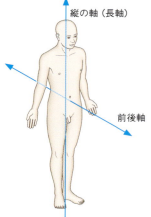

胃の発生における回転

まっすぐな胃・腸管で将来胃になる部分に紡錘形のふくらみが生まれる。次いで胃の前壁に対して後壁の発達が激しいため、小弯が前方に大弯が後方に認められるようになる。さらに頭尾方向（長軸）に対して90度回転するため、小弯は右に、大弯は左の方を向くようになる。次いで、背腹方向（前後軸）に対して90度回転するため、小弯は右上方へ、大弯は左下方を向くようになって完成する

前後軸に沿って90度回転するので、大弯は左方ないし下へ、小弯は肝臓のある右方ないし上へ向けた、成体の形状ができあがってくる。

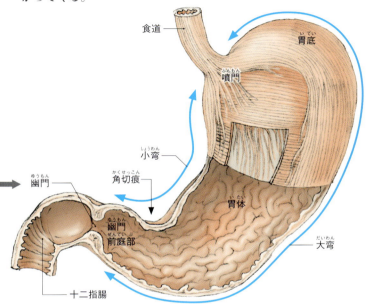

成体の胃の各部（前面図）

5-4-1 胃の構造

　立った姿勢（立位）で正面から見た際に、胃は左側の側縁が大きくふくれでていて、この部を大弯、その反対側の辺縁は小弯という。小弯には角切痕とよばれる切れ込みがある。食道から続く胃の発端部は噴門、下方で十二指腸に続く部分が幽門である。噴門より高く盛り上がっている部分は胃底、角切痕から幽門までの領域は幽門前庭部（または単に幽門部ということも

ある）とよばれ、そのほかの中央で大きな部分が胃体とに3区分されている。

内面には粘膜によってできたたくさんのひだが長軸方向に沿って走行している。胃の平滑筋層は内斜、中輪、外縦走筋の3層からなるといわれているが、どの部でも整然と3層構造をしているわけではなく、胃壁の膨大に対応して2層構造が変形したと見る方が適当である。幽門では中輪筋の層がとくによく発達して幽門括約筋になっている。括約筋により出口が閉鎖されているため食物は胃内に滞留せざるを得ないが、3～6時間も滞留すると、幽門括約筋が弛緩するため、徐々に十二指腸へ移行していく。

5-4-2 胃の働きと胃底腺の分泌細胞

胃の粘膜上皮を作る細胞は表層粘液細胞で、特殊な粘液を分泌することに特化している。胃底と胃体の粘膜には多数の胃底

胃の各部をしめす前面図（再掲）
前壁は、表面の筋層を一部
取り除き、幽門側は開いて
胃の粘膜を見た図

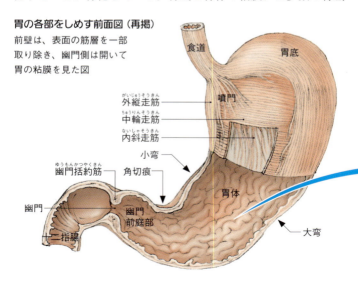

腺（固有胃腺ともいう）が分布している。胃底腺は上皮層につながる1群の細胞が、胃壁内で細い管を作って下方の粘膜固有層に向けて落ち込んでできたもので、腺管の終末端に至るまでにいくつかの枝分れがある。胃底腺のはじまりの部分（腺頸部という）には、盛んに増殖する細胞群があるため、管の内径が狭くなっている。ここで生まれた細胞が表層粘液細胞や胃底腺の分泌細胞へと分化していく。胃底腺の分泌細胞には、粘液を分泌する副細胞、塩酸を分泌する壁細胞（傍細胞または傍細胞ともいう）、ペプシノーゲンを分泌する主細胞の3者がある。ペプシノーゲンは酸性の環境でペプシンに変わって、タンパク質分解酵素として機能する。腺の一番深い部位（腺底部とい

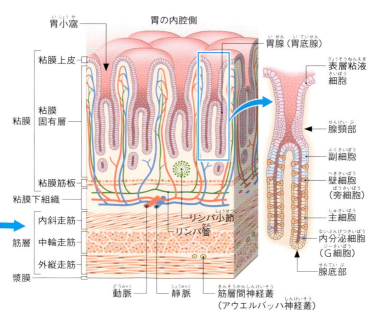

胃壁の三次元的構造と、胃底腺の細胞構成をしめす模式図（右の図）

う）には、周囲の細胞よりはひと回り小さな内分泌細胞が、少数ながら認められる。この細胞は消化管ホルモン（「第13章　内分泌系」参照）のひとつであるガストリンを分泌する（そのためG細胞といわれる）が、ガストリンは胃底腺の分泌を高揚させるなど、胃の活動を活発にする作用を持つ。

　噴門と幽門部には胃底腺とは異なる外分泌腺があり、それぞれは噴門腺、幽門腺という粘液分泌に特化した粘液腺である。幽門腺では胃底腺よりもG細胞の出現頻度が高い。

> **コラム**　**塩酸で胃が溶かされないのはなぜ？**
>
> 　胃腺が分泌する胃液には塩酸が含まれているので、胃液の水素イオン濃度（pH）は1〜1.5ほどの強酸になっている。こんなにも強い酸が胃の中に入っているなら、胃壁が腐食されてしまわないのかと心配になるだろう。そのとおりで、胃液が胃壁を腐食した状態は胃潰瘍であるし、これが下方の十二指腸にまで波及すると十二指腸潰瘍で、非常にポピュラーな疾患である。ときには急激に腐食されて、胃や十二指腸の壁に穴が開いてしまうような重症例もあって、恐れられている。これほど重篤ではないまでも、胸焼けは胃酸が食道に逆流するため食道粘膜が刺激されている状態で、誰もが頻繁に経験するはずだ。
>
> 　このような危険と裏腹に、胃が健康を維持できるのはどうしてなのだろう。それは胃の中に分泌されてくる大量の粘液がカギを握っている。胃では、表層粘液細胞、胃腺の副細胞のほか、噴門腺や幽門腺からも大量の粘液が分泌されている。こうした粘液がゲル状の被膜を作って、胃の内壁を防護している。そのため胃壁は直に胃酸に触れることなく、腐食の危機から免れている。粘液による防護機構にもまして胃酸の分泌が亢進すると、胸焼けにはじまり、胃がきりきり痛む状態、そして粘膜が溶解された胃潰瘍へと進行していく。

5-5 小腸

　胃に続く消化管部分で、十二指腸、空腸、回腸の3部からなり、直径が4cmほど、引き伸ばすと全長で6m以上もある長い管状器官である。食物がこの長い道のりを歩む間に、ほぼすべての消化作用を受けて、分解産物は壁から吸収されていく。小腸における消化機能を発現させるために、肝臓が生成した胆汁や、膵臓からの多様な消化酵素が小腸の最初部である十二指腸に分泌されている。

　小腸の3部分のうち、十二指腸では前面だけが腹膜で覆われているのに対して、空腸、回腸では全周が腹膜ですっぽりと包まれていて、腸間膜で後体壁につながっている。空腸、回腸へ

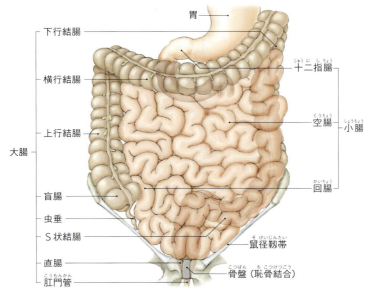

小腸と大腸（結腸）の位置

の血管、神経、リンパ管はこの腸間膜を経由して進入してくる。

　小腸壁も消化管に特有な4層構造でできているが、小腸の持つ旺盛な消化・吸収機能を反映して、小腸に特有な構造も備わっている。

5-5-1 小腸の基本構造

　小腸を縦に切り開くと、腸壁の粘膜が多数のひだ状をなしている様子を見ることができる。これは腸壁の粘膜下組織とその表層の粘膜が一体となって内腔に向けて盛り上がってできたもので、5〜10mmほどの高さの輪のようになって1周している。そのため輪状ヒダの名前がある。輪状ヒダは腸の内表面積を拡大させる効果を持つが、消化された食物は腸の内表面から吸収されるため、表面積の拡大は吸収効率を大きくするうえで有効なわけだ（次ページ写真参照）。

　輪状ヒダの部分も含めて、小腸の内表面を虫めがねで見ると太さが0.2〜0.3mm程度、背丈が1mmほどの指あるいは木の葉が突きでたような構造が密生している。ちょうど絨毯の毛（パイル）に似ているということで、腸絨毛とよばれるものだ（次ページ写真ａ）。この存在も腸の表面積を拡大させる効果が

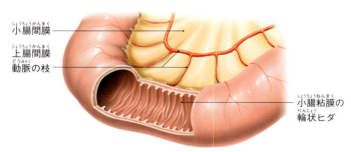

小腸の内腔

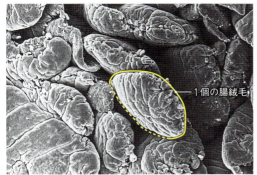

写真 ⓐ
低倍率では小腸の内表面から腸絨毛とよばれる突起が多数でているのがわかる。倍率は150倍

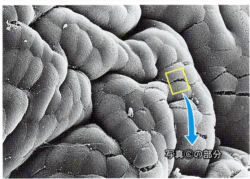

写真 ⓑ
腸絨毛の表面を拡大すると吸収上皮細胞の頂上が見られる。倍率は1500倍

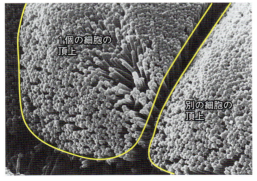

写真 ⓒ
吸収上皮細胞の頂上をさらに拡大すると、この細胞の頭から無数の微絨毛が突きでている。微絨毛により吸収面積が大きく拡大されている。倍率は1万5000倍

走査電子顕微鏡で順に倍率を上げて見た小腸の内表面

ある。腸絨毛の芯になる粘膜固有層には、血管のほか、中心乳糜腔(ちゅうしんにゅうびくう)(中心リンパ管ともいう)というリンパ管がある。腸絨毛を覆う粘膜上皮細胞の層には吸収機能に特化した吸収上皮細胞と、粘液の分泌にかかわる杯細胞とが一面に敷き詰められている(243ページ写真b)。

電子顕微鏡で大きく拡大して見ると、吸収上皮細胞の頂上(内腔に面した部分)には長さ1μm(=0.001mm)、太さ0.1μmほどの微絨毛という細胞膜の突起が整然と突きでているのがわかり、これも吸収面積の拡大に大きく貢献している(243ページ写真c)。微絨毛の細胞膜には、消化管内で消化された食物を吸収上皮細胞が取り込みやすい形にまで、最終的な分解をおこなう(膜消化、259ページ参照)ための酵素タンパク質が分布している。

腸絨毛の付け根部分では、上皮細胞が腸壁の粘膜固有層に向けて陥入して、腸陰窩(陰窩とは深いくぼみという意味)という外分泌腺(腸腺または陰窩腺とよばれる)を作っている。腸腺からは腸液が分泌されるが、それが消化とどのように関与するかはよくわかっていない。腸腺の一番深い部分(つまり陰窩底)にはパネート細胞という、分泌顆粒をたくさん持った細胞があり、リゾチームやデフェンシンを分泌している。両者は抗菌作用を持つタンパク質で、腸内を清浄に維持するうえで重要

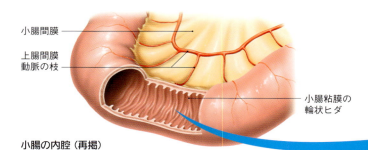

小腸間膜
上腸間膜動脈の枝
小腸粘膜の輪状ヒダ

小腸の内腔(再掲)

な役割を営む。

　小腸の粘膜上皮の中には、消化機能の調節にかかわるホルモン（消化管ホルモンと総称される）を分泌する細胞がある。消化管ホルモンには多種類があって、それぞれのホルモンをだす内分泌細胞は腸管の部位ごとに棲み分けていて、消化管局部の働きを調節している。

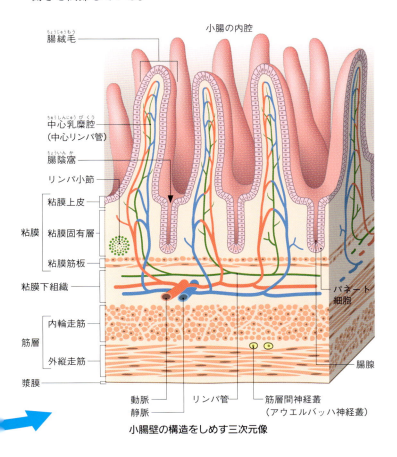

小腸壁の構造をしめす三次元像

5-5-2 十二指腸に固有の構造と機能

　25〜30cmほどの長さで、前方から見るとC字形をして下端がいったん上に上がってから急カーブして前下方に曲がり、空腸に続く。この屈曲部は結合組織でできたひも（トライツ靱帯という）がループ状につり上げて、後体壁に固定している。C字のくぼみにあたる部に膵臓が位置して、膵臓の導管である主膵管が総胆管と合流して十二指腸に開口する。この開口部は十二指腸内腔にある小さな突出（ファーター乳頭）の頂点である。

　十二指腸の前半部では、上皮の深いくぼみである腸陰窩の一番奥まった部分に十二指腸腺（ブルンネル腺ともいう）という粘液腺が開口している。十二指腸腺はかなり大きな外分泌腺で、粘膜下組織にまで広がっている。十二指腸腺からの分泌液はアルカリ性になっていて、胃液の酸を中和する働きがある。

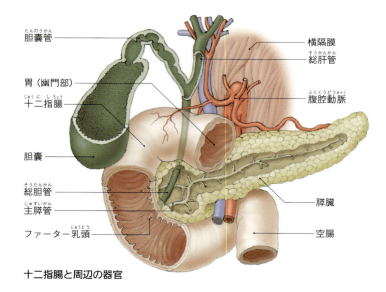

十二指腸と周辺の器官

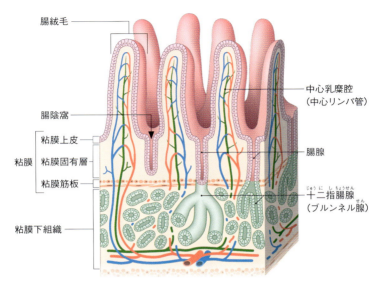

十二指腸の十二指腸腺（ブルンネル腺）

十二指腸の腸腺の腺底部から粘膜下組織に向けて、さらに外分泌腺組織が伸びだしている。粘液とアルカリ性の分泌液を放出する外分泌腺で、十二指腸腺（ブルンネル腺）とよばれる。十二指腸のアルカリ性分泌物は胃から流れてきた強い酸性の食物を中和するうえで有効である

5-5-3 空腸と回腸に固有の構造と機能

　空腸も回腸も完全に腹膜に包まれ、腸間膜によって後腹壁につなぎ止められている。空腸と回腸の間には明確な区分はないが、頭側の5分の2を空腸、尾側の5分の3を回腸としている。小腸壁の粘膜にはリンパ小節が多いが、とくに回腸ではリンパ小節が直径1〜4cmの集団（集合リンパ小節）になっていて、内腔面から見ると集合リンパ小節の部分では絨毛が欠落して小判のような形をした円板状の高まりを作り、パイエル板とよばれている（下巻45ページ「回盲部の拡大図」参照）。

回腸の終末端で、盲腸に移行する部分が回盲部である。回盲部では、回腸が盲腸の側壁を突き抜けて内腔にまで進入して、くちびるを突きだしたようになっているため、盲腸に内圧がかかると突きだしたくちびるがつぶれて、内容物の逆流を防止する弁の効果が生まれる。そのためこの構造は回盲弁といわれる。

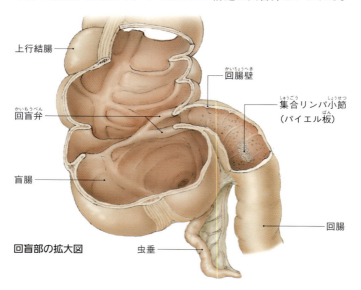

回盲部の拡大図

5-6 大腸

　大腸は盲腸、結腸、直腸の３部からなり、全体で1.5ｍほどの長さである。結腸はさらに上行結腸、横行結腸、下行結腸、Ｓ状結腸に区分される。大腸はふくらみ（結腸膨起）とくびれが交互に繰り返される特有の形態をなすが、くびれの部分では壁の全層がひだ状をなして内腔に向けて突出する。小腸の輪状ヒダが、小腸壁を１周しているのに対して、結腸のひだは腸壁

の3分の1だけを囲んでいるため、結腸半月ヒダの名前もある。

大腸の場合、筋層の2筋のうち、外縦走筋は腸管の全周にわたって均等に分布するのではなく、3ヵ所だけにまとまって、

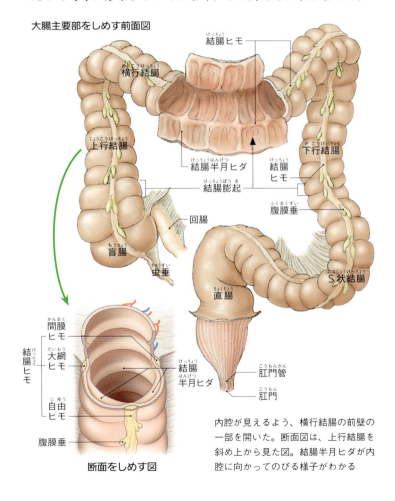

大腸主要部をしめす前面図

断面をしめす図

内腔が見えるよう、横行結腸の前壁の一部を開いた。断面図は、上行結腸を斜め上から見た図。結腸半月ヒダが内腔に向かってのびる様子がわかる

結腸ヒモとよばれる帯状の構造を作っている。ヒモが腸管の長軸方向に走行しているので、ヒモの部分で腸管は短縮させられる。そのため外縦走筋が希薄になった部分の外壁は外側にふくれでて、結腸膨起という形状が生まれてくる。

膨起と膨起の間は内腔に向けた結腸半月ヒダを作るが、これは結腸膨起に対応して、大腸の壁を3分の1周だけ走行している。そのため、三日月状を呈する結腸半月ヒダとなる。結腸半月ヒダは結腸壁の4層構造の全層が内方に向けて突出したもので、粘膜と粘膜下組織の2層だけが内腔に向けて突出してきた小腸の輪状ヒダとは異なっている。

また、結腸を覆う腹膜の直下には、蓄積した脂肪が腹膜で包まれて1～2cmほどの房あるいは小さな舌のようにぶら下がった突出物（腹膜垂）がたくさんある。開腹すれば肉眼でも見ることができるし、指で触知することもできる。

5-6-1 大腸壁のミクロ構造と機能

大腸壁の顕微鏡的な構造は、先に述べた腸管壁に共通の4層構造に準ずるものの、大腸では小腸に見られる絨毛は欠如しているため、内表面は平坦である。腸陰窩は存在して、粘膜上皮は杯細胞と吸収上皮細胞との2群の細胞で構成されている。杯細胞は粘液の分泌をおこなうものであり、吸収上皮細胞は水分の吸収を活発におこなっている。そのため、大腸を通過する間に内容物は次第に硬くなって、糞便が作られてくるこ

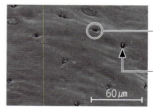

ラットの大腸内表面（走査電顕像）
平坦な内表面にはたくさんの腸陰窩が見える。開口部にはいまにも分泌されようとしている粘液が顔をのぞかせている

腸陰窩の入り口

粘液がでている

とが了解できるだろう。また、活発な粘液分泌も硬い糞便の通過のためには合理的である。筋層については、内輪走筋はほかの部分と同じであるが、外縦走筋が結腸に特有の結腸ヒモとなることは特記すべきことである。

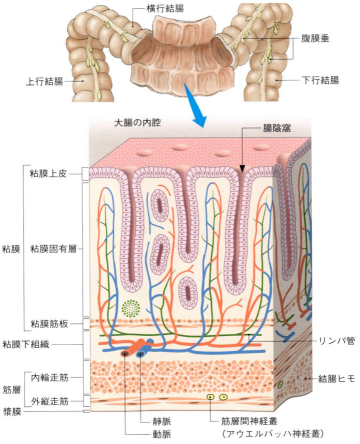

大腸壁の層構造を三次元的に見た像

5-6-2 盲腸

回腸が大腸へ連結する部位は回盲部とよばれる。大腸のうち回盲部より下の5cmほどの部分が盲腸で、その上方は上行結腸に移行していく。盲腸では最下端より長さが6〜9cmほどの突起が小指のように突きでている。虫垂とよばれる器官で、虫垂の壁には集合リンパ小節が密集しているため、感染を防御する機能を持つが、それゆえに炎症（虫垂炎）をおこしやすいという特徴もある。俗に「盲腸になる、盲腸にかかった」というのは、多くの場合は盲腸そのものの炎症ではなく、虫垂炎のことである。

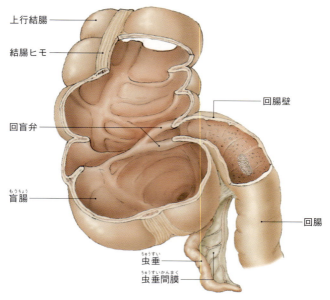

回盲部の拡大図（再掲）

5-6-3 結腸

　上行結腸、横行結腸、下行結腸、S状結腸の4部からなり、全体で1.3mほどの長さがある。横行結腸とS状結腸は全周にわたり腹膜で包まれていて、腸間膜で後体壁に固定されている。それゆえにその部の結腸は可動性がある（329ページ参照）。それに対して、上行結腸、下行結腸は前面だけが腹膜で覆われて後体壁に固定されているため可動性はない。S状結腸は直腸、肛門とともに、骨盤の小骨盤（または骨盤腔。94ページ参照）に収納されているが、小骨盤に収納される器官は骨盤内臓と1群にされ、膀胱、子宮、卵巣もそのメンバーである。

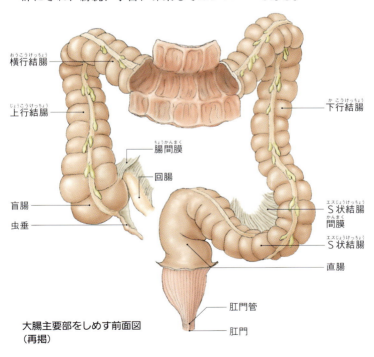

大腸主要部をしめす前面図（再掲）

5-6-4 直腸と肛門

　直腸は第3仙椎の高さでS状結腸より移行し、尾骨の前方で肛門に続く。結腸と直腸の境界にはとくに明瞭な目印もないまま、次第に移行していく。直腸の長さは15〜20cmほどで、下端の5cmは肛門管とよばれる。直腸には結腸ヒモは存在しない。直腸の内壁から3個のひだ（直腸横ヒダ）が水平方向にでているが、右から左に向かう最大のひだはコールラウシュのヒダとよばれる。

　内輪走筋（平滑筋）による内肛門括約筋と、肛門周囲に発達した横紋筋による外肛門括約筋とにより肛門管は閉鎖されている。そのため、肛門管の部分では管腔が狭められているのに対し、その上方の直腸では内径が大きく、糞便の貯蔵には合理的である。肛門管の下部には縦方向に走行する粘膜の高まりが5〜8本ほどあるが、これは肛門柱というものである。肛門柱の粘膜下には静脈が非常に豊富で、肛門からの出血（痔）の原因となる。肛門管までは単層の細胞層であった腸管粘膜の上皮が、肛門管の下端に達すると表皮と同様な重層扁平上皮に移行して摩擦に耐えられるようになる。さらに肛門の表面には毛もはえていて、皮膚の延長である。なお、直腸の前方には男性では膀胱と前立腺が、女性では子宮と腟があり、肛門から指を入れておこなう直腸診では、これら周囲の器官についての情報を得ることができる。

　骨盤内臓器を覆う腹膜のうち、直腸の前面を覆う腹膜が下方では折れ返って子宮（男性なら膀胱）の後壁を覆うものに移行していき、この移行部に陥凹を作る。この陥凹部は女性では直腸子宮窩、男性では直腸膀胱窩という。直腸子宮窩（ダグラス窩ともいう）は体腔のもっとも低い部分となるため、血液や膿が貯留しやすい部位である。

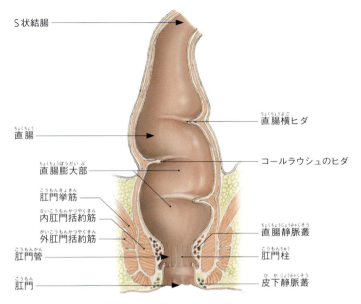

直腸から肛門管にかけて縦断した図

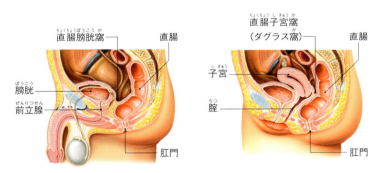

男性（左）と女性（右）の直腸に隣接する臓器（左側方から見た縦断図）

> **コラム** 粘膜と皮膚

からだの外表面は皮膚で覆われている。同様に消化器官、呼吸器官、泌尿・生殖器官など、体内の管のようになった器官では、食物や空気に直面する内表面は粘膜で覆われている。皮膚と粘膜の差異について考えておくことは、全身を統一的に理解するうえで大事なことである。

「第15章 感覚器系」で詳述するように、皮膚は表皮、真皮、皮下組織の3層構造をなしている。同様に粘膜は粘膜上皮、粘膜固有層、粘膜筋板の3層構造をとっていて、そのうちの粘膜上皮は皮膚の表皮と連続したものである。つまり、皮膚と粘膜はひと続きになっていて、外表面から内表面への移行部がくちびるや外鼻孔のやや奥まった部分であり、また直腸の最下部である。また、表皮の表面には汗腺や脂腺が開口していて、わずかながら湿潤性を帯びているのに対して、粘膜の最表層である粘膜上皮には部位ごとに名前の付いた外分泌腺に加えて、多数の杯細胞（粘液を分泌する細胞）が分布していて、粘液で潤されている。

表皮では細胞層が重層で、そのうえ最表層には角質層という死滅した細胞の残骸による防護カバーがあって、外界からの刺激により容易に摩耗されないようになっている。とくに足の裏のように、絶えず外力の刺激が加わる領域ではこの角質層が厚く、軽石でこすっても耐えられるほどになっている。粘膜上皮も口腔や食道といった部位では硬い食物でこすられる機会が多いため上皮細胞は重層になっているが、表皮の角質層に相当するものは基本的には欠如している。その一方で、胃からはじまって直腸までの粘膜上皮では1層だけの上皮細胞に変わっていて、旺盛な分泌機能や吸収機能を発揮させている。このように外表面も内表面も一連のものでありながら、環境に適合させた見事な構造を確保していて、からだ造りの面白味を見て取れる。

5-7 消化管における消化と吸収

　口腔では、歯と顎の運動で食物の咀嚼がおこなわれる。これは大きな食物塊を細かく噛み砕く作用で、物理消化といってもよい。同時に唾液に含まれる消化酵素であるプチアリン（αアミラーゼの作用を持つ）の作用で、炭水化物はデキストリン（糖分子が5～6個つながったオリゴ糖）や麦芽糖（二糖体）にまで分解される。しかし実際には口腔内の滞留時間が短いため、消化の程度は少なく、嚥下された後に胃内でもプチアリンによる消化が進行する。

　胃では胃底腺から分泌される塩酸とペプシンの作用で、食物のタンパク質はペプチド結合が分断されて、アミノ酸が5～6個つながったオリゴペプチド（oligo-は少ないという意味の接頭語、この場合は少数のアミノ酸がペプチド結合で連結しているという意味）にまで分解される。

　胃の幽門部からは、小腸におけるビタミンB_{12}の吸収を補助する物質（内因子とよばれる）が分泌されている。胃の全摘出手術などにより内因子が欠乏するとビタミンB_{12}の吸収ができなくなる。ビタミンB_{12}は赤血球の造成に不可欠な物質であるため、その不足により悪性貧血という病態が発生する。そのため注射によるビタミンB_{12}の補給が必要となる。

　小腸に到達した食物は、膵液に含まれる消化酵素の作用でさらに分解が進行する。タンパク質の分解産物であるオリゴペプチドはキモトリプシンやトリプシン（いずれもタンパク質分解酵素）の作用でさらに細かく切断されて、アミノ酸が2～3個つながったペプチドにまで分解される。炭水化物は、一部が口腔内で唾液のアミラーゼの作用により麦芽糖（二糖体）になるが、大部分は小腸において膵液のアミラーゼによって消化されて、麦芽糖になる。

器官	消化液 \ 栄養素	炭水化物 でんぷん	炭水化物 蔗糖	炭水化物 乳糖	タンパク質	脂肪
口腔	唾液	アミラーゼ → 麦芽糖				
胃	胃液				ペプシン → オリゴペプチド	
小腸	膵液	アミラーゼ → 麦芽糖			トリプシン キモトリプシン → ペプチド	リパーゼ → グリセロール モノグリセリド 脂肪酸（胆汁酸による乳化）
小腸の吸収上皮細胞	（膜消化）細胞膜	マルターゼ	スクラーゼ	ラクターゼ	オリゴペプチダーゼ	
小腸の吸収上皮細胞	（最終分解物質）細胞質	ブドウ糖	果糖 ブドウ糖	ブドウ糖 ガラクトース	アミノ酸	脂肪酸 モノグリセリド / グリセロール モノグリセリド トリグリセリド ジグリセリド
	行方	毛細血管・門脈を経由して肝臓へ	毛細血管・門脈を経由して肝臓へ	毛細血管・門脈を経由して肝臓へ	毛細血管・門脈を経由して肝臓へ	リンパ管

消化と吸収のまとめ

小腸の吸収上皮細胞の細胞膜にはオリゴ糖分解酵素やオリゴペプチダーゼがあって、二糖体の糖はブドウ糖、果糖などの単糖体（20ページ参照）に分解されて細胞内に吸収されていく。また、短いアミノ酸鎖は単一のアミノ酸になって吸収される。このように、細胞膜が持つ酵素で分解される現象を膜消化という。それに対して腸管内で消化酵素により分解される消化は管腔内消化とよんで、区別している。

　小腸の吸収上皮細胞に取り込まれた単糖体やアミノ酸は毛細血管に移行するが、消化管の毛細血管は次第にまとまってやがては門脈となり、これが肝臓へとつながっていく。つまり、吸収されたタンパク質や炭水化物の分解産物は肝臓へと送られていくわけである。

　一方、体内に取り込まれた脂肪分は挙動を異にする。食物中に含まれる脂肪の多くは中性脂肪とよばれ、これはグリセロールに脂肪酸が3分子つながったトリグリセリド（トリは3を意味する）の状態になっている。脂肪は水に溶けないので、腸内へ到達した脂肪成分は、あらかじめ水溶性の消化酵素になじむ状態に変化される必要がある。肝臓が十二指腸の中へ向けて分泌する胆汁には、胆汁酸と胆汁色素（ビリルビンともいう）が含まれているが、胆汁酸は脂肪の分子を包み込んで水になじむような状態にする（これは乳化とよばれ、石鹸の作用に似ている）。乳化された脂肪にはリパーゼが作用して分解が進行して、モノグリセリドやグリセロール、脂肪酸になり、小腸の吸収上皮細胞の中に吸収されていく。吸収されたグリセロールや脂肪酸は細胞内で再びトリグリセリドに合成され、これがタンパク質に包まれてカイロミクロンという小粒になる。カイロミクロンは上皮細胞底部から絨毛の芯になっている中心乳糜腔というリンパ管に入っていく。小腸各部からでてきた中心乳糜腔は次第にまとまって、全身のリンパ管系の総元締めともいうべき乳

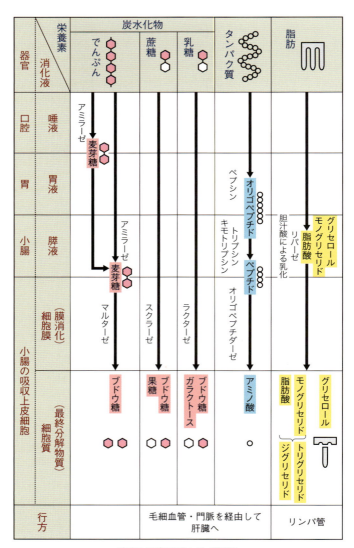

消化と吸収のまとめ（再掲）

糜槽に合流し、これより胸管を経て静脈角で鎖骨下静脈内に移行する（「第4章 循環器系 4-4-2全身に分布するリンパ管」参照）。そのため吸収された脂肪分は肝臓を経由することなく血液に混じっていくことになる。

　食物の分解産物の吸収は小腸でほとんど終了している。そのため大腸では水分の吸収が活発におこなわれ、その結果、内容物は次第に硬くなって、糞便が形成されてくる。経口的に摂取される水は1日に約2ℓに過ぎないが、消化酵素などとともに腸管内に分泌される水は約7ℓにおよぶ。これらの水の約85％は小腸壁から、約15％が大腸壁より吸収されて、わずか1％ほどが糞便とともに排泄されている。こうしたしくみにより、下痢が続くと容易に脱水症状となることがわかるだろう。

　大腸の中には、腸内細菌とよばれる1群の細菌が大量に生息（共生ということができる）していて、小腸で分解しきれなかったものの分解をおこなっている。食物繊維は腸内細菌の作用で発酵されるが、このとき、二酸化炭素、水素、メタンなどのガスを発生させる。アミノ酸は腸内細菌によりインドールやスカトールという物質に変化され、これが糞便の臭いのもとである。分解しきれなかった繊維はほかの吸収されずに残ったものと一緒になって、糞便として排泄されてくる。なお、腸内細菌は大腸に固有のもので、小腸には生息していない。

> **コラム** **粘液分泌細胞のこと**

消化管の上皮には粘液を分泌する細胞が無数に散らばっている。上皮層に孤立して多数の粘液分泌細胞（粘液細胞と略称される）があることは、消化管に共通したことではあるが、こうした粘液細胞は大腸の上皮にことのほか多いものだ。孤立性の粘液細胞を顕微鏡でよく観察すると、細胞体の上半分に大量の粘液を入れる一方で、その下方はくびれて見える。この形状は、夜を徹して顕微鏡を覗いていた学者の目には、食卓でワインを注ぐグラスに見えたのであろう。そこで脚の付いたグラスであるゴブレットの名前を付けてゴブレット細胞、日本語に訳して杯細胞（さかずきさいぼう）の名前が生まれた。そのため、この"杯"は決して日本酒を飲む"お猪口"ではないことに注意しよう。

顕微鏡の標本を作製する技術のひとつに急速凍結法というのがある。これは小さく切りだした組織片を、一瞬のうちに液体窒素の温度（-196℃）で凍結させるという方法で、これによって作られた標本は死後変化がほとんどなく、生きて活動しているそのままの形状を見せてくれる。杯細胞をこの方法で処理すると、決して杯状には見えないどころか、通常の円柱上皮となんら変わることはない。つまり"杯"細胞ではないのだ。古くから採用されてきた標本作製法では、作製の途中で粘液が水分を吸収して膨化したため、人工的に"杯"ができてしまったというわけだ。だからといって杯細胞の名が消されることはなく、いまでも世界中を大手を振って歩いている。美しい杯にうまいワインを注いで飲みたいという、人々の熱い願望の現れなのかもしれない。

5-8 肝臓、胆嚢、膵臓

　消化器官は口腔から肛門までの消化管と、消化管に向けて外分泌をおこなう器官群である唾液腺と肝臓、胆嚢、膵臓の2群に分類される。後者の器官群は消化器付属腺ともよばれ、中でも肝臓、胆嚢、膵臓は、〈肝胆膵〉とひとまとめにされることもよくある。

5-8-1 肝臓

　肝臓は人体の巨大な化学工場である。この工場で合成された胆汁を消化管に向けて外分泌をおこなうと同時に、アルブミンや何種もの血液凝固に関連する重要な物質を合成して、これを血液に向けて内分泌している。そのため肝臓は外分泌腺であると同時に内分泌腺でもあるという、きわめて特異な器官である。

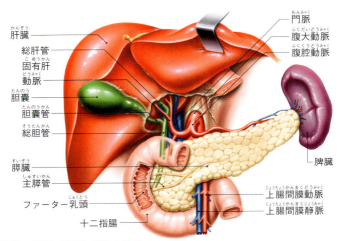

肝臓、胆嚢、膵臓と周辺の器官
胃の大部分を切除して、肝臓を持ち上げた。十二指腸は前壁の一部を切除して、その中のファーター乳頭を見えるようにした

（1）肝臓の位置と外形

　肝臓は右上腹部で、横隔膜の直下にあり、重量が1500gにも達する大きな器官である。上面はドーム状に盛り上がる一方、下面はややへこんでいる。表面の大部分は漿膜をかぶっているため平滑で、濃い赤色をしている。正常には右の第10肋骨（側胸壁から柔らかい腹壁への移行部で体表から触知できる、87ページ図参照）より下にでることはないので、体表から触知できないのだが、病的に肥大して第10肋骨より下方にまで大きくなってくると触知されるようになる。

　前方より見ると、肝臓を前腹壁の裏側に結びつける膜状の組織（肝鎌状間膜という）で右葉と左葉に分けられるが、下方から見ると小さな尾状葉と方形葉があるので、全体として4葉から構成されていることになる。

　一般に実質性器官に血管や神経が進入する領域は門とよんでいる。この実質性器官とは、肝臓をはじめ肺、腎、脾臓などのように、臓器の内部にわたって組織が充満しているものの総称で、消化管のような内部に大きなスペースを持つ中空性器官と対比されている。

　肝臓の下面にある肝門には固有肝動脈と門脈（「5-9-2腹部消化器官の静脈系」参照）が入り、また肝管（肝臓が分泌した胆汁を送りだす管）がでてくる。肝管は途中で胆嚢に向かう胆嚢管という枝をだし、その先には胆嚢がある。肝管と胆嚢管が合一した先は総胆管となって、これが十二指腸のファーター乳頭に口を開いていて、ここより胆汁を吐きだしている。総胆管が開口する直前に膵臓の主導管である主膵管が合流するため、両者はひとつにまとまってファーター乳頭に開口している。肝臓の後上面では、右葉、左葉から肝静脈がでてきて、直ちに下大静脈につながっていく。

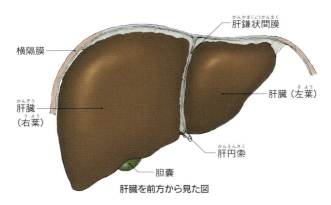

肝臓を前方から見た図

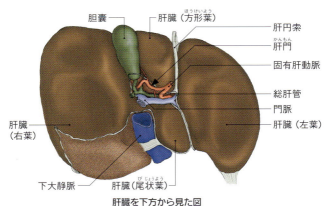

肝臓を下方から見た図

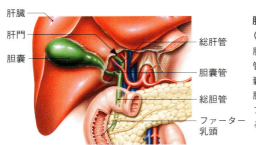

肝臓、胆嚢と膵臓（部分再掲）

肝門をでる肝管、肝管の途中で分かれ胆嚢に向かう胆嚢管、胆嚢管との分岐からファーター乳頭に至る総胆管を見る

（2）肝臓の構造

　肝臓は肝小葉という、サイコロよりはもっと面の多い直径1～2mmほどの多面体が無数に集まってできたものである。また肝臓の機能はこれら肝小葉の働きの総和として理解することができる。そのため、肝小葉は肝臓の機能単位だといわれている。

　肝門から固有肝動脈、門脈、肝管の3者が肝臓内に出入りするが、これらの管は肝臓内で次々に枝分れしつつ細くなっていくものの、常に3者がひと組になっているので三つ組みともよばれている。三つ組みはさらに枝分れを繰り返して、最終的には小葉間動脈、小葉間静脈、小葉間胆管として肝小葉の周辺にまで到達する。肝小葉は周囲を結合組織で囲まれている（これを小葉間結合組織という）ので、肝臓の三つ組みはこの小葉間結合組織の中を走行していることになる。

　肝小葉を顕微鏡で観察すると、その中央に中心静脈があって、それに向かう方向に肝細胞が配列している。立体的に考えると、つながった肝細胞はシートあるいは板状をなしているため、肝細胞板とよばれる。薄い切片にして顕微鏡で肝細胞板を観察すると、板の断面は細胞がつながったひものようになっているので、肝細胞索といういい方もされる。

　肝細胞板と肝細胞板の間には内径の大きな毛細血管がはさまれていて、その中を血液は小葉の周辺から中心静脈に向けて流れている。肝小葉の毛細血管は通常の毛細血管に比して内腔が大きく、洞窟に類似したものという意味で、類洞とよんでいる。そのため、小葉では肝細胞板と類洞が中心静脈を中心にして放射状に並んでいるということもできる。小葉間結合組織（肝小葉を取り囲む結合組織）の中を走行して肝小葉まで到達した三つ組みのうち、門脈や固有肝動脈の血液は、それぞれ小

肝小葉の全体像

肝小葉を拡大すると、周辺から中央の中心静脈に向けて類洞という毛細血管が走行し、それをはさんで肝細胞が並んで肝細胞板を作っている。固有肝動脈や門脈の枝、胆管に続く細管が三つ組みになって肝小葉の周辺にまできて、動脈や門脈の枝は類洞に開放し、胆管の細枝には肝細胞の近傍にある毛細胆管が連続している

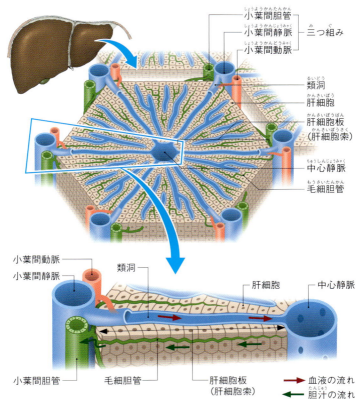

類洞、肝細胞板の拡大図

類洞と肝細胞板をさらに拡大した図。肝細胞は類洞を流れる血液に直面していて、そこから酸素や栄養物を吸収するとともに、合成した物質を類洞へあるいは毛細胆管へと分泌している

葉間静脈、小葉間動脈から類洞にそそがれ、中心静脈に向けて流れていく。

また、肝細胞板で肝細胞どうしが接する部分に毛細胆管という微小な管があり、ここに向けて肝細胞は胆汁を分泌している。胆汁は肝細胞間の隙間である毛細胆管を通って、肝小葉の周囲にある小葉間胆管に流れ込む。また、肝小葉からでた中心静脈は合流を続け、最終的には肝静脈となって、下大静脈に帰還していく。肝小葉が持つこうした構造的な特性により、血液は中心に向かい、胆汁は辺縁に向かって流れることに注目していただきたい。

> **コラム** 肝臓の再生
>
> 健康な成人では、肝細胞の増殖は非常にゆっくりとしかおきない。しかし実験的にマウスやラットの肝臓を3分の2ほど切除すると、わずか1週間の間に急速にもとの大きさに回復してくる。つまり、肝臓は大きな再生力を持っていることがわかる。肝臓の大きな再生能はマウスやラットに限らず、人間でも同じである。肝疾患により肝機能が廃絶した患者に、家族が肝臓の一部を提供して移植する（生体肝移植）ことは最近かなり頻繁におこなわれるようになっている。臓器提供者（ドナーという）が肝臓の一部を提供しても、大きな再生能のためにすぐもとの大きさに復活するし、臓器を受け取った方（レシピエントという）でも、もらった肝臓はすぐに大きくなるからこのようなことが可能になる。

（3）肝臓の機能

①栄養物の処理　肝臓は栄養物を処理する人体の化学工場として、非常に重要な機能を営んでいる。

食物として体内に取り込まれた炭水化物やタンパク質は、消化によってアミノ酸や単糖体となって小腸から吸収されて、毛細血管に入り、やがては門脈を経由して肝臓に送られてくる（「5-7消化管における消化と吸収」参照）。肝細胞の中で単糖体は再び連結してグリコーゲンという多糖体になり、この状態で貯蔵されている。全身の細胞がブドウ糖を必要とする状況になると、巨大な多糖体であるグリコーゲンは分解されて再びブドウ糖となって血中に放出され、全身の細胞でATP（アデノシン3リン酸）の合成に利用される。

一方、アミノ酸の大部分は血液に乗って全身の細胞に送られて、タンパク質の素材になる。そのほか、肝細胞ではアルブミン、フィブリノーゲン、血液凝固関連物質など、血液に向けて分泌するタンパク質の合成がおこなわれている。アミノ酸が分解されると人体に有害なアンモニアが発生するが、これを無害な尿素に変換するのも肝臓の重要な機能である。肝機能が極度に低下すると尿素への変換がおきなくなるため、血中のアンモニア濃度が増して神経細胞が侵され、昏睡状態になる（肝性昏睡）。脂肪の合成や分解も肝臓でおこなわれる。

②脂溶性薬物の解毒　"薬も毒のうち"といわれるように、よく効く薬ほど人体に有害な効果（副作用という）を生みだすものである。水溶性の薬物ならば血液に溶解して腎臓から尿の中に排泄されるが、脂溶性の薬物はそのままでは排泄することができない。

そこで肝細胞は脂溶性の薬物を酸化して、水溶性の物質に変

換する1群の酵素を持っていて、これらの作用で薬物の分解がおこなわれる。こうして薬物が分解されて無害な形に変換されることを薬物の解毒とよんでいる。分解されて水溶性になった薬物は、腎臓から尿の中に排泄されていく。アルコールの分解も肝臓の重要な機能である。

③**胆汁の生成**　肝臓からの分泌物である胆汁は、胆汁酸と胆汁色素を含んでいるが、いずれも肝細胞で合成される。胆汁酸は十二指腸に分泌されて、食物中の水に溶けない脂肪分を水になじむ形にする働きを持っている。胆汁色素（化学的にはビリルビンともいう）は赤血球の主成分であるヘモグロビンの分解産物で、糞便の色はこれによる。過剰な溶血によってビリルビン量が増加したり、肝細胞が傷害を受けた場合には、ビリルビンが血液の中に増加してくることがある。黄疸とよばれる状態で、皮膚や眼球結膜が黄色になってくる。

④**異物の処理**　肝小葉の類洞の壁には、クッパー（ドイツ読みではクッペル）細胞という、異物を取り込んで処理する細胞が生息していて、血液中の異物の処理がおこなわれている。

⑤**ビタミンAの貯蔵**　肝細胞板と類洞の間にできる狭い間隙はディッセ腔とよばれ、このスペースに伊東細胞（星細胞の名も持つ）という名の細胞が棲んでいる。伊東細胞は細胞質に大量の脂肪滴を持っていて、脂溶性であるビタミンAをこの中に貯蔵している。そのため、全身の細胞がビタミンAを必要とすると、伊東細胞の中に貯蔵されていたものが動員されていく。

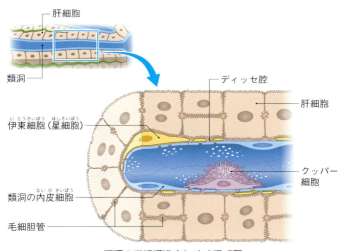

類洞の微細構造をしめす模式図

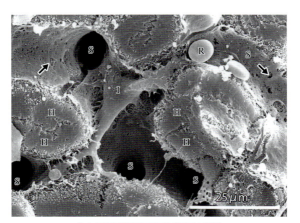

走査電子顕微鏡で見た類洞の構造

4箇所の類洞（S）がしめされている。その壁を作る内皮細胞には小さな穴が開いていて（↑）、活発な物質の移動がおこなわれる様子がわかる。赤血球（R）が類洞の中を流れている。類洞の周囲にはたくさんの肝細胞（H）が認められる。また類洞の外周部には細長い突起を出した伊東細胞（星細胞、I）もある

> **コラム** 伊東細胞の発見者、伊東俊夫のこと

　伊東細胞は1952年に伊東俊夫（当時群馬大学教授）によって発見され、脂肪摂取細胞と命名されていた。しかし、その本態については長い間にわたり議論がおこなわれてきた。議論の根幹は、ドイツの解剖学者・クッパーが古く1876年に"クッパーの星細胞"として発表していたものとの異同ばかりではなく、肝硬変の成因となる細胞にまで波及するものであった。

　その後の文献検証などを通じて、クッパーは類洞の壁を作る内皮細胞の間にある貪食機能の旺盛な細胞と、類洞と肝細胞板の間のスペース（ディッセ腔という）にある脂肪を持つ細胞の2者を混同していたことが判明してきた。そのため、今日では類洞内の貪食細胞をクッパー細胞、ディッセ腔にある突起を持つ細胞を伊東細胞（あるいは星細胞）として、それぞれは全く異なる働きを持つ2種の細胞として、国際的にも認知されるようになったのである。

　伊東細胞は細胞内に脂肪滴を蓄えていて、その脂肪の中にビタミンAを溶解させて貯蔵する細胞で、結合組織内にある線維芽細胞や脂肪細胞と近縁な細胞だということになる。その一方で、クッパー細胞は血管に定住する貪食細胞で、血球に由来する大食細胞と系統が近いものなので、両者は全く異なる系統だということになる。第二次世界大戦直後の電子顕微鏡の使用もままならない困難な時代に、光学顕微鏡を唯一の武器に新しい細胞の存在を明らかにした、伊東俊夫の眼光の鋭さを忘れることができない。

　多くの肝臓疾患の末路は、肝臓に大量の膠原線維が蓄積して肝硬変という病態に進行していくことである。線維芽細胞との近縁性から、このとき、膠原線維を分泌するのが伊東細胞ではないかと考えられるようになっている。つまり、伊東細胞こそが、肝臓病で恐れられている線維化の張本人だというわけだ。

5-8-2 胆嚢と胆道

　胆嚢は肝臓の右下面に付着する長さ8cmほどの袋のようになった器官で、50〜60mlの内容量を持っている。肝臓から分泌された胆汁は胆管を経由して胆嚢に貯蔵されるが、胆嚢の中で水分が吸収されて胆汁の濃縮がおきる。つまり胆汁の貯蔵と濃縮が胆嚢の機能である。肝臓からでてきた肝管と胆嚢からでる胆嚢管とが合流して総胆管となるが、これは主膵管と合流してファーター乳頭という、十二指腸の内壁に突出してきた部分に開口している。胃から十二指腸に食物が流入してくると、胃酸による刺激が起点になって、十二指腸からセクレチンという消化管ホルモンが分泌される。これが胆嚢を収縮させるため、胆汁が流れでてくる。またこのとき、総胆管の開口部近くの壁で

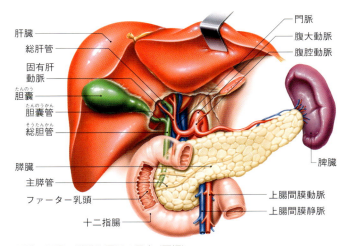

肝臓、胆嚢、膵臓と周辺の器官（再掲）
胃の大部分を切除して、肝臓を持ち上げた。十二指腸は前壁の一部を取り去って、その中のファーター乳頭を見えるようにした

管を閉めているオッディ括約筋の弛緩もおきるので、胆汁の分泌が容易になる。胆汁のコレステロールやビリルビンが沈殿して、胆嚢内に結石を作ることがある。胆嚢内にあるときはほとんど自覚がないのだが、胆嚢管や総胆管にでると急激な痛みを覚える。胆石発作といわれる状態だ。胆嚢管や総胆管が過度に収縮することによる。

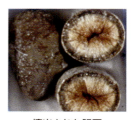

摘出された胆石

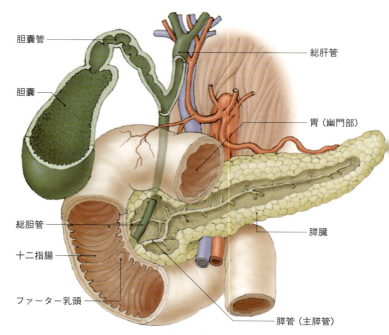

胆嚢と膵臓（再掲）

肝細胞から分泌された胆汁が、ファーター乳頭から十二指腸内に放出されるまでの胆汁の通路は、胆道とよばれる。胆道各部に似たようで少し違う名称の管が随分たくさんでてきたので、復習もかねて整理しておくことにしよう。

肝小葉の中の肝細胞板で、2個の肝細胞が接触する部分に毛細胆管という狭い隙間ができ、肝細胞はここに向けて胆汁を分泌する。毛細胆管は肝細胞間を小葉周辺に向けて走行し、肝小葉周囲にある小葉間胆管に合流していく。小葉間胆管はその壁が1層の立方上皮で包まれているため、顕微鏡標本では同定が容易である。

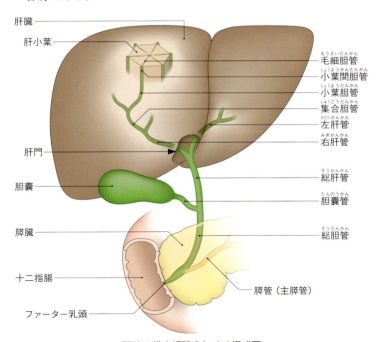

胆汁の排出経路をしめす模式図

小葉間胆管は合流して次第に太くなり、肝臓の右葉、左葉で各々1本の肝管にまとまり、これが肝臓を離れる。

　右左の肝管はすぐ合流して総肝管になった後、下方に走行し、胆嚢からでてきた胆嚢管と合一して、総胆管となる。総胆管は十二指腸に向けて走行し、主膵管と合一して十二指腸のファーター乳頭に開口する。

　総肝管を下降してきた胆汁は胆嚢管を経由して胆嚢に向かい、ここで一旦貯蔵されるとともに、濃縮される。食物が胃から十二指腸に到来すると、十二指腸壁から消化管ホルモンであるコレシストキニンやセクレチンが放出され、これらの作用で胆嚢が収縮して胆汁が十二指腸へと放出される。コレシストキニンやセクレチンには膵臓の外分泌を誘発する効果もある。

　肝管と胆嚢管は背丈の高い1層の円柱上皮とその周りを取り囲む結合組織からなるが、総胆管では上皮細胞の周囲に輪走する平滑筋がでてきて、十二指腸に近づくにつれて平滑筋層は厚くなってくる。この輪走筋は開口部であるファーター乳頭付近でもっともよく発達して、オッディ括約筋になっている。

　肝細胞の崩壊や胆道になんらかの通過障害が発生すると、胆汁が逆流して血液中に混入することがある。その結果、270ページにも記した黄疸とよばれる病態が発生する。

5-8-3 膵臓

　膵臓は、胃の後方でC字形をした十二指腸の湾曲にはさまれたように位置する後腹膜器官（「第6章 呼吸器系 6-7-4 後腹膜器官」参照）である。長さが約15cm、幅が3～5cm、厚さが約2cm程度で横長の形をしている。外分泌器官として、腺房細胞からはキモトリプシン、リパーゼ、アミラーゼなどの消化酵素が分泌されている。同時に、膵管の細胞は重炭酸イオンの分

泌をおこなっており、これらは主膵管を経由して十二指腸に放出される。十二指腸に放出された重炭酸イオンはアルカリ性のため、胃液の酸度を中和するには好都合である。

また膵臓にはランゲルハンス島という内分泌細胞の集団があることはきわめて重要である。ランゲルハンス島の内分泌細胞には、グルカゴンを分泌する α（または A）細胞、インスリンを分泌する β（または B）細胞などがある。その詳細は糖尿病とも絡めて「第13章 内分泌系」で解説する。

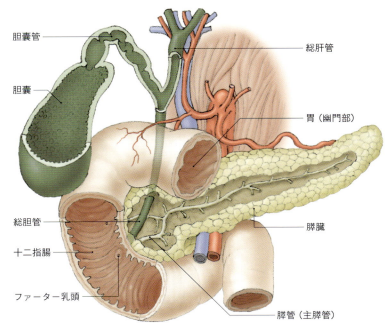

胆嚢と膵臓（再掲）

5-9 腹部消化器官の血管系

からだの血管系は左右1対あるのが一般的だが、消化器官に栄養を送る血管系の場合には、対をなすことなく、大動脈から

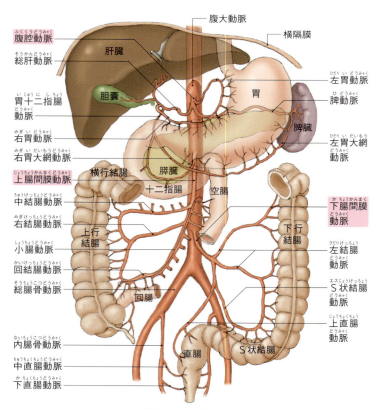

消化器官を栄養する動脈系

消化器官の大部分は、腹大動脈から無対性にでる3本の本幹(腹腔動脈、上腸間膜動脈、下腸間膜動脈)の枝で栄養される。小腸に向かう動脈(小腸動脈。上図では黒の実線によりひとつにまとめている)は、空腸動脈と回腸動脈に区分する場合もある

1本だけでてくる（医学用語では無対性という。これに対して対をなす場合には有対性という用語が用いられる）。

また腹部消化器官からの静脈血の大部分は門脈に集められて、それが肝臓へと送られてくる。肝臓へ入る門脈の存在は消化器血管系の大きな特徴である。

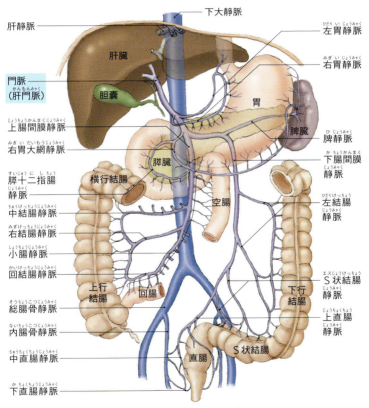

消化器官の静脈系と門脈

消化器官の静脈系の大部分は、門脈に合流して、肝臓に入る。小腸からの静脈（小腸静脈。上図では黒の実線によりひとつにまとめている）は、空腸静脈と回腸静脈に区分する場合もある

5-9-1 腹部消化器官の動脈系

食道には胸大動脈からでてくる数本の固有食道動脈（無対性）が栄養を与える。それ以降、食道の下部から直腸の中部までの消化管、肝臓、胆嚢、膵臓は腹大動脈からでる3本の本幹、つまり腹腔動脈、上腸間膜動脈、下腸間膜動脈からでる枝で栄養される。

腹腔動脈 腹腔動脈は腹大動脈から無対性にでてくると、直ちに総肝動脈、胃の左方から小弯側を栄養する左胃動脈、脾臓へいく脾動脈の3本に分枝する。総肝動脈からは、固有肝動脈、右胃動脈、胃十二指腸動脈の3者が分枝するが、胃十二指腸動脈はさらに、大弯の右側から胃を栄養する右胃大網動脈と、十二指腸と膵臓の上半を栄養する上膵十二指腸動脈となる。左胃動脈は左方より小弯側を栄養し、右胃動脈と吻合する。その途中で下部食道を栄養する食道枝もだす。脾動脈は直接脾臓に向

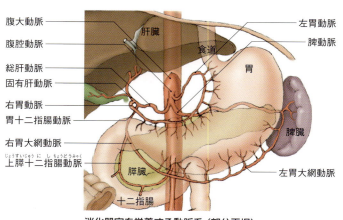

消化器官を栄養する動脈系（部分再掲）
腹腔動脈とその枝をクローズアップした

かうが、途中で胃の大弯側を左方から右方へ向かう左胃大網動脈をだす。このため胃は小弯側、大弯側を左右から合計4本の動脈で取り囲まれていることになる。

上腸間膜動脈 十二指腸の下半から空腸、回腸、上行結腸および横行結腸の右側60％までの領域に分布する。それにあたり、上腸間膜動脈から下膵十二指腸動脈、15本程度の小腸動脈（支配域に応じて空腸動脈と回腸動脈に区分することもある）、右結腸動脈、中結腸動脈が分枝して、それぞれの領域を支配する。上腸間膜動脈は最終的には回結腸動脈となる。

下腸間膜動脈 下腸間膜動脈からは左結腸動脈、Ｓ状結腸動

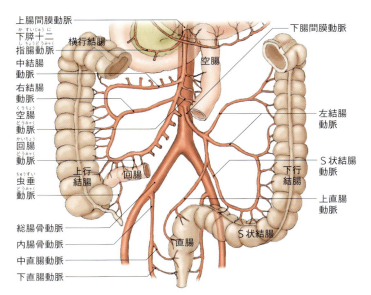

消化器官を栄養する動脈系（部分再掲）
上腸間膜動脈、下腸間膜動脈と、それぞれの枝を中心にクローズアップした

脈、上直腸動脈がでて、横行結腸の左側40％から直腸中部までの栄養にあたる。

5-9-2 腹部消化器官の静脈系

消化器官のほとんどの部分では、動脈と並んで同じ名前の付いた静脈が伴行している。しかし、動脈の分布様式と一致しない静脈が門脈である。門脈は食道下部から直腸上部までの消化器官からの静脈血を肝臓に送る経路で、脾静脈に下腸間膜静脈が合流し、その脾静脈が上腸間膜静脈につながって、これが肝臓へ進入していく。この肝臓へ進入する部分が門脈（正確には

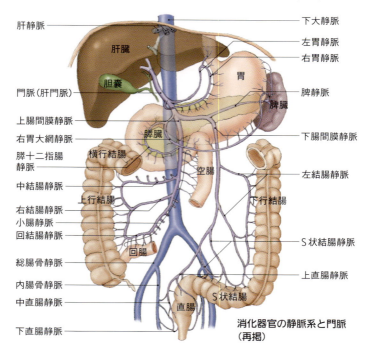

消化器官の静脈系と門脈（再掲）

肝門脈）である。門脈の血液は酸素分圧の低い静脈血だが、消化管で吸収された栄養素を肝臓へ送る経路として重要である。門脈が肝臓に流入するにあたり、固有肝動脈の枝および肝管の枝との3者がひと組になって、三つ組みのままそろって肝小葉にまで至ることは、肝臓の項で述べた。

　肝小葉の中心にある中心静脈は肝小葉をでた後、次第にまとまって、最終的には肝静脈となり、肝臓の上後方部で下大静脈に合流して、体循環系に入る（187ページ図参照）。

> **コラム　門脈圧亢進症**
>
> 　肝硬変など、肝臓に重大な疾患がおきると、門脈の血液が肝臓へスムーズに流れなくなり、ついには滞ってしまい、門脈の血圧が亢進する（門脈圧亢進症）ことがある。行き場を失った血液は逆流して、体循環系の静脈と連絡する細い血管を探して、そこにバイパス路を作って体循環系へ流出するようになる。このバイパス路を作りやすい部位のひとつが食道下部である。ここでは門脈系の左胃静脈の食道枝という細い静脈が体循環系の固有食道静脈に向かう血管にバイパス路を形成する。元来、細い静脈だったところに大量の血液が逆流してくるため、大きくこぶのように怒張して静脈瘤を形成する。ときにこの静脈瘤が破裂すると、大量の吐血がおきる。食道静脈瘤の破裂という状態だ。同様に直腸の下部では、門脈系の上直腸静脈と体循環系の中直腸静脈、下直腸静脈との間にバイパス路ができて、怒張した細い静脈が静脈瘤を形成して、肛門から大量の出血をおこす。痔である。腹壁の裏には、臍部と肝臓を結ぶ臍傍静脈という細い静脈があり、ここに門脈血が逆流してくる。すると、臍部から腹壁の皮静脈に大量の血液が流れるようになって、腹壁の皮静脈が臍を中心に放射状に浮きでてくる。このように腹壁の皮静脈が怒張した様子は、ギリシャ神話にでてくるメドゥサの、蛇がのたうちまわる頭髪に似ているということより、メドゥサの頭とよばれる。人体は小宇宙といわれるだけに、星の数にも匹敵するほど、いろいろなことがおきる。

第6章 呼吸器系

　わたしたちのからだは、生命活動を営むために絶えずエネルギーを消費している。逆にいうなら、エネルギーの補給がなければ、生命の維持は不可能である。生命活動に不可欠なエネルギー、つまり細胞が必要とするエネルギーは細胞自らが合成するATP（アデノシン3リン酸）によって供給されている。細胞では、食物に含まれるエネルギーを取りだして、これをATPに貯蔵している。そして高エネルギーを蓄えたATPが、分解される際に発生するエネルギーを用いて生命活動がおこなわれる。

　この一連の経過で酸素が必要になる。また栄養素の分解によって二酸化炭素や水を発生させている。酸素を外気から取り込み、同時に栄養分の分解により発生する二酸化炭素を、外界へ送りだすしくみが呼吸である。酸素を取り込み、二酸化炭素を吐きだす作用は肺でおこなっているが、実際に酸素の利用や二酸化炭素の発生は全身にくまなく分布する1個1個の細胞がおこなっている。このため、肺における酸素と二酸化炭素のガス交換を外呼吸、末梢の細胞におけるガス交換を内呼吸とよんでいる。しかし、一般に呼吸器官というと、鼻腔にはじまって肺に至るまでの外呼吸に関与する器官を指している。そのため、本章で問題にする呼吸器官群も外呼吸に関与するものに限定することになる。

　呼吸器系の器官は空気を運ぶ気道（鼻腔、咽頭、喉頭、気管、気管支、細気管支）と、ガス交換をおこなう場である肺胞とに分けられるが、肺は気道の一部と肺胞の両者を混在させていることに留意されたい。また、嚥下運動にかかわる咽頭を除いて、気道は周囲を硬い組織で包囲されていて、外力で容易には変形しないしくみになっていることも大きな特徴である。その例として鼻腔は頭蓋骨に囲まれており、喉頭以下の気道は壁にある軟骨で保護されている。

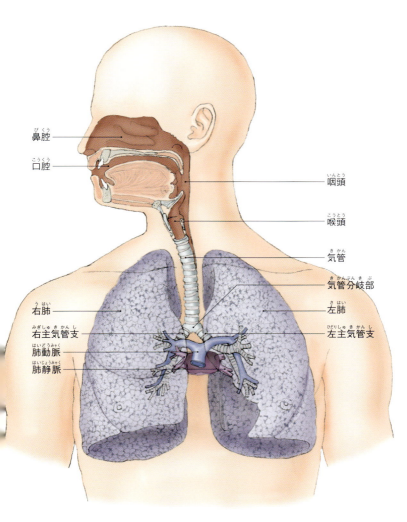

呼吸器系を構成する器官（前面から見た図）

6-1 鼻腔

俗に鼻といって外から見える部分は外鼻であり、その内部は顔面の骨が囲む鼻腔という大きな空所に連続している。鼻腔の入り口（一般に鼻の穴という）は外鼻孔で、鼻腔の後方は後鼻孔という通路でその奥の咽頭に続いている。下の図では除去されているが、左右の鼻腔は鼻中隔という薄い隔壁で隔てられて

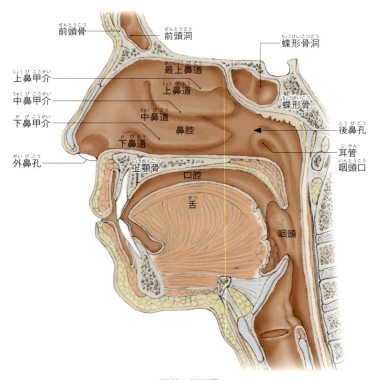

頭部の縦断図
右鼻腔の側壁を左側方から見た図。鼻腔は鼻粘膜に覆われている

いる（290ページ図参照）。

鼻腔の側壁より正中に向けて骨あるいは軟骨を芯にした棚のような張りだしが3個出ていて、下のものより下鼻甲介、中鼻甲介、上鼻甲介である。各甲介の下が鼻道で、それぞれ下鼻道、中鼻道、上鼻道と、上鼻甲介の上方に最上鼻道がある。

鼻甲介も含めて鼻腔の内壁は粘膜で覆われるが、この部の粘膜上皮は線毛を持つ多列上皮細胞（67ページ図参照）と杯細胞よりなり、随所に粘液や抗菌成分を分泌する鼻腺が開口している。多列線毛上皮は鼻腔から細気管支までの気道の粘膜に特有な上皮で、線毛を持つ細胞が営む線毛運動は、空気とともに侵入してきた異物を排除するうえで有効な機能である（68ページZoom up参照）。

鼻腔を構成する骨のひとつである上顎骨は、内部に空所を持っていて（外と連絡する空洞が内部に広がっている骨を含気骨という）、この空洞は上顎洞とよばれる。上顎洞は小孔により中

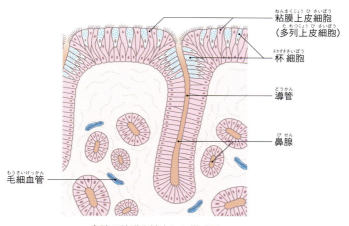

鼻腔の粘膜を拡大した模式図
線毛を持つ多列上皮細胞と杯細胞が見える

鼻道に開口している。そのほか、前頭骨、蝶形骨も鼻腔の構成にかかわる骨であるが、これらにもそれぞれ前頭洞、蝶形骨洞があり、この両者も鼻腔に交通している。篩骨は鼻腔の屋根の部分を作る骨であるが、この中にも細かな穴がたくさん開いていて、篩骨蜂巣とよばれている。鼻腔の

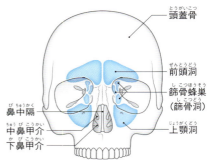

頭蓋骨の前面に副鼻腔（青い部分）を投影させた模式図

蝶形骨洞は、次ページの図にあるように奥にあるため、本図では投影されていない

周辺にできる上顎洞、前頭洞、蝶形骨洞、篩骨蜂巣は副鼻腔と総称され、いずれも強度を維持したまま骨の重量を軽減させるためのしくみである。副鼻腔炎はこうした副鼻腔におきる炎症で、慢性化すると副鼻腔に膿が貯留して、一般に蓄膿症とよばれる状態になる。また涙の通路である鼻涙管（「第15章 感覚器系」の眼球付属器を参照）は下鼻道に開口している。

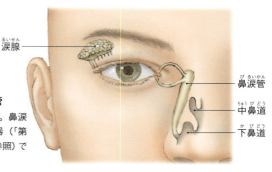

鼻腔に開く鼻涙管

鼻腔に開く鼻涙管。鼻涙管は眼球の付属器（「第15章 感覚器系」参照）で涙を下鼻道へ導く

鼻腔は吸い込んだ外気を暖めると同時に保湿する役目を持つので、鼻腔の粘膜には血管が非常に豊富だという特徴がある。とりわけ外鼻孔に近い部分の鼻中隔粘膜には動脈がたくさんあるため、鼻出血をおこしやすく、この領域をキーゼルバッハの部位とよんでいる。指を鼻の穴に突っ込んで、爪先で粘膜を傷つけて出血させることは誰もが経験する。このとき、傷のつくあたりがキーゼルバッハの部位である。

　鼻腔の最上部の粘膜には嗅細胞があって、臭いの受容をおこなっている（「第15章 感覚器系」参照）。

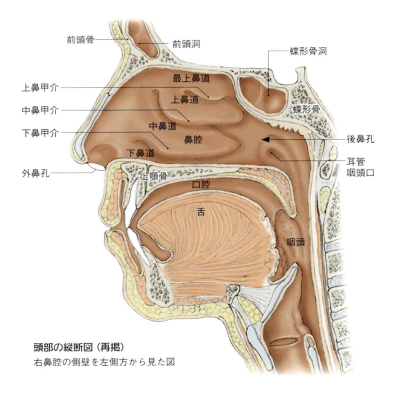

頭部の縦断図（再掲）
右鼻腔の側壁を左側方から見た図

6-2 咽頭

　咽頭は俗に"のど"とよばれる部分である。しかし、通常、"のど"といえば咽頭ばかりではなく、喉頭やそれらを含めた頸部一帯を指すこともあるため、紛らわしい。咽頭は食物の通路なので、消化管の初発部ではあるが、空気の通路をも兼ねている。そのため呼吸器官の中に含められることが多い（「第5章 消化器系 5-2咽頭」もあわせて参照いただきたい）。

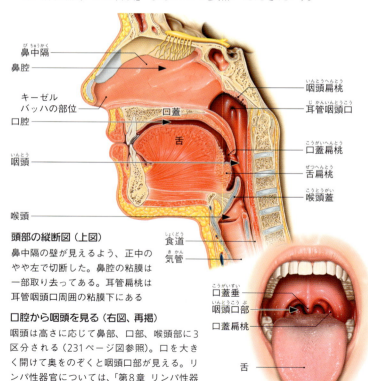

頭部の縦断図（上図）
鼻中隔の壁が見えるよう、正中のやや左で切断した。鼻腔の粘膜は一部取り去ってある。耳管扁桃は耳管咽頭口周囲の粘膜下にある

口腔から咽頭を見る（右図、再掲）
咽頭は高さに応じて鼻部、口部、喉頭部に3区分される（231ページ図参照）。口を大きく開けて奥をのぞくと咽頭口部が見える。リンパ性器官については、「第8章 リンパ性器官と生体防御」もあわせて参照されたい

6-2-1 咽頭の構造

　咽頭は鼻腔、口腔、喉頭の後方に位置する筒状の器官で、下方は第6頸椎の高さで食道に続いていく。咽頭は空気の通路であると同時に食物の通路でもあるが、鼻腔からきた空気と口腔からきた食物は咽頭で交差する方向に流れるため、嚥下に際して食物が気道へ迷入する（誤嚥）危険にさらされている。誤嚥を防止するための精巧な機構が作動してはいるものの（「6-2-2 嚥下のしくみ」参照）、高齢者の介護では誤嚥防止は日常的な課題である。

　また、空気や食物とともに侵入してくる外敵の攻撃を受けやすい部分であるため、リンパ組織がことのほかよく発達していることも咽頭の大きな特徴である。舌根部の舌扁桃、口蓋にある口蓋扁桃、咽頭鼻部（231ページ図参照）の後壁にある咽頭扁桃、耳管が咽頭に開口する部位（耳管咽頭口、後述）の周囲にある耳管扁桃は全体としてリング状に配列（ワールダイエルの咽頭輪とよばれる）して、外敵からの攻撃に備えている。風邪をひいてのどが腫れて痛くなる、といった咽頭炎はよく経験することである。扁桃とはアーモンドの種を指すが、リンパ組織の集団がなす形状よりこの名が当てはめられている。

　咽頭の側壁には耳管という管が口を開いていて（耳管咽頭口）、この管は中耳（「第15章 感覚器系 15-2-2 中耳」参照）につながっている。つまり、中耳と咽頭は耳管により交通していることになる。耳管の粘膜が肥厚しているため、平時には閉鎖されているが、咽頭に急性炎症が発生すると耳管へ拡大して、さらには中耳炎をおこすことが稀ならずおきる。のどの炎症が中耳に波及するわけだ。また、飛行機に乗ったり列車がトンネルに入ったりすると、耳がつーんとなって聞こえが悪くなることは誰もが経験する。外気圧が変化することにより、中耳と外耳道との隔壁である鼓膜が押圧されるためにおきる現象である。このようなとき、鼻

をつまんで息むと、耳管が開いて中耳圧が外気圧と同じになるため、鼓膜の変形がおさまり、聞こえが回復する。

6-2-2 嚥下のしくみ

　口腔で咀嚼された食物は飲み込まれて食道に向けて流れていく。これを嚥下という。ところが嚥下された食物が、気道に入ることもまま経験することで、誤嚥とよばれる。高齢者が誤嚥を繰り返すことは、肺炎を誘発して死にもつながりかねないため、高齢者介護にあたってはその防止に万全を期さなければならない。日常的には、ほとんど無意識のうちにおこなわれているが、正常な嚥下は次ページの図に見るように3つの相を経て進行している。

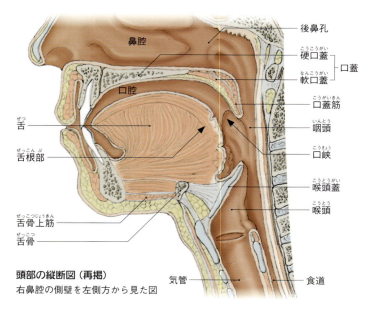

頭部の縦断図（再掲）
右鼻腔の側壁を左側方から見た図

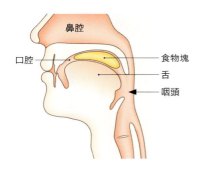

第1相（口腔相）：食物の咀嚼が進むと舌の運動により食物塊は後方の咽頭へ送られる

第2相（咽頭相）：咽頭へ食物塊が送られるとき、食物塊が口峡部の粘膜に触れることが刺激になって、一連の嚥下反射がおきる

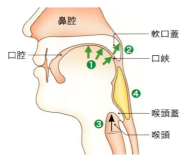

この反射運動の経過を細かく見ていくと❶口蓋筋が収縮して口峡を狭めることにより、口腔への逆流を防止する、❷軟口蓋が挙上することにより、後鼻孔が狭められて鼻腔への逆流を防止する、❸舌骨上筋群の作用により舌骨が挙上するため、それに引かれて喉頭が上へ持ち上げられる（↑）。それにより、喉頭蓋が喉頭の入り口を閉鎖するため、食物塊の喉頭への移行を防止する、❹咽頭収縮筋が収縮して、食物塊は食道へ向かう、という一連の運動がいっせいに作動する

第3相（食道相）：食道壁の筋の作用で蠕動運動がおこって、食物塊は胃に向けて食道を下行する

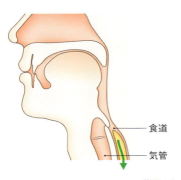

嚥下のしくみ

6-3 喉頭の構造と発声のしくみ

喉頭は、舌根部の喉頭蓋から気管に移行するまでの4cm（女性では約3cm）ほどの長さを持つ気道部分である。上気道の一部であると同時に発声器官でもある。

6-3-1 喉頭の構造

喉頭は6種の軟骨（喉頭軟骨と総称する。うち2個は小型で発声とのかかわりが少なく、主要なものは4個）とそれらを結ぶ6種の骨格筋（喉頭筋群）によって構成されている。喉頭で最大の軟骨は甲状軟骨で、これがその下方にある輪状軟骨と輪

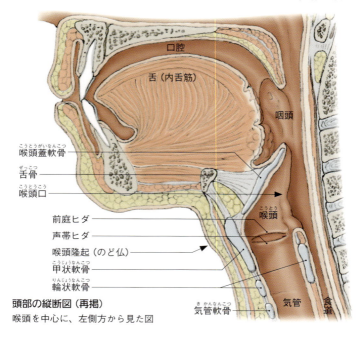

頭部の縦断図（再掲）
喉頭を中心に、左側方から見た図

状甲状関節により連結している。とくに、成人男性の前頸部で外部からもよく見える喉頭隆起（のど仏ともいい、第4頸椎の高さに相当）は、甲状軟骨の正中上部にある突起なので、この部で甲状軟骨を触知することができる。甲状軟骨の正中内面に喉頭蓋軟骨が付着して、これが喉頭の入り口を開閉している。

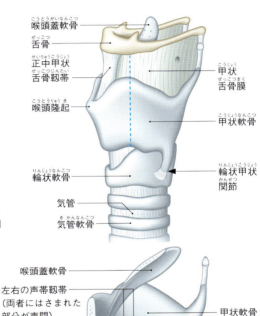

喉頭の左側前面
切り出した喉頭を左側方から見た図

喉頭の後面
披裂軟骨を見るために、上図の青の破線で甲状軟骨の後半部分を舌骨とともに切り落として、やや斜め後方から見た図。輪状軟骨の後壁の上に左右の披裂軟骨が乗っている。披裂軟骨には声帯突起と筋突起があって、三角錐状を呈している

輪状軟骨の後壁には、左右1対の披裂軟骨が乗っている。披裂軟骨は三角錐に近い形をしていて、前方を向いた声帯突起と外側を向いた筋突起がでている。声帯突起と甲状軟骨後面とを声帯筋が結んでいるが、左右の声帯筋の内側部には声帯靱帯があって、ふたつの声帯靱帯によってはさまれたスペースが声門である。声門は呼気、吸気の通り道となる。こうした構造より、声帯靱帯の部分を喉頭の内方から見ると外側壁より粘膜がひだ状に突出しているように見えるため、声帯ヒダとよばれる。一方の、筋突起には輪状軟骨や左右の披裂軟骨どうしを結ぶいくつもの筋が付着している。これらの筋が左右の披裂軟骨を接近させたり離したり、あるいは外転（声帯突起が斜め外側を見る方向）、内転（声帯突起が前方を見る方向）させることにより、声門の開閉がおこなわれる。

6-3-2 発声のしくみ

　左右の披裂軟骨を結ぶ筋や、披裂軟骨の筋突起に付着する筋の運動により、披裂軟骨の位置や方向が変化し、それにともなって、V字形をした声門の開閉がおきる。静かに呼吸をおこなっているときには、声門が逆V字形に開いて空気は容易に流れる（298ページ写真左参照）。深呼吸時にはこのVがさらに大きく開く。披裂軟骨が左右に離れるためである。一方、発声時には左右の披裂軟骨が接近するため、声帯靱帯が作るV字形は開きが狭くなって、声門は閉鎖する（298ページ写真右参照）。この閉鎖した隙間を呼気が通過するときに声帯靱帯を振動させて音声となる。このとき、声帯靱帯が伸びて緊張した状態だと高い声に、弛緩（声帯筋が短縮）すれば低い声になる。過度に声帯靱帯を緊張させると裏声がでるようになる。

　大きく開けた口より柄のついた丸い小さな鏡（喉頭鏡とい

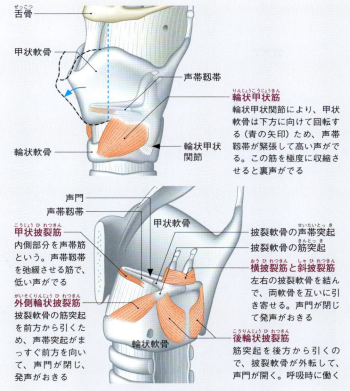

発声にかかわる筋群（喉頭筋群）

上図は、輪状甲状筋を側方から見た図。甲状軟骨で隠れている声帯靱帯と声帯筋を透視した。下図は、上図の青の破線で甲状軟骨を切断し、甲状舌骨膜と舌骨を除去して、やや斜め後方から喉頭の内部を見た図。輪状軟骨の後壁に左右2個の披裂軟骨が乗っていて、声帯靱帯が披裂軟骨の声帯突起と甲状軟骨の後面を結んでいる。左右の声帯靱帯がはさむ逆V字形の隙間が声門で、呼気、吸気はこのスペースを通過する。声帯靱帯には細い声帯筋が併走し、声帯靱帯の緊張を調節している。披裂軟骨の筋突起には披裂軟骨どうし、輪状軟骨と披裂軟骨を結ぶ筋が付着していて、これらの作用で左右の披裂軟骨どうしが近づいたり離れたりする運動がおきる。その結果、逆V字状の声門が閉じてI字状になったり（発声時）、その逆に開いたり（呼吸時）するようになる

う）をのどに挿入して、声帯の運動を観察することができる。しかし今日の耳鼻科では、喉頭の観察は鼻腔よりファイバースコープを挿入しておこなうのが普通である。

　喉頭の軟骨に付着して声帯運動にかかわる骨格筋は喉頭筋群と総称される。内喉頭筋群の運動は、迷走神経（「第12章　神経系Ⅲ　12-1脳神経」参照）の枝である上喉頭神経と下喉頭神経によって支配されている。下喉頭神経は頸部をいったん下行して、右は鎖骨下動脈を、左は大動脈弓をくぐって再び上行して喉頭に向かう。このＵターンする部分は反回神経とよばれ、縦隔（「第4章　循環器系　4-1-1心臓の位置」参照）に発生した腫瘍などにより反回神経が圧迫されると、喉頭筋の運動不全が発生してしわがれた声（嗄声）となる。

喉頭鏡により喉頭を口腔側から見た写真

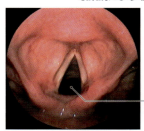
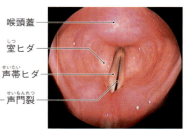

安静時。声門が開いて、呼気や吸気が流れている。声門裂の奥は気管に続く。写真の上方が被験者の前方

発声時。声門が閉じていて、狭い声門裂を無理に空気が通過するときに声帯の振動がおきて声がでる

6-4　気管・気管支

　気管は喉頭に続く直径約2cm、長さ約10cmほどの気道部分で、食道の前方を下方へ走行して胸腔に入った後、左右に二分して気管支となる。気管は壁に馬蹄形をした16〜20個の軟骨

（気管軟骨）を入れていて、周囲の器官より圧迫されても容易にはつぶされないようにしている。

ただ後方の食道と接する部分だけは軟骨が欠如していて、膜性壁とよばれる。膜性壁には平滑筋が多く、こうした構造は後方に位置する食道を食物が円滑に通過するために有効である。

気管が左右の主気管支に分かれる部分は気管分岐部とよばれ、ここでは、気管の長軸に対して右主気管支の方が約25度、左主気管支が約45度と、左の方が大きな角度で曲がっている。小児が豆粒などを誤って吸引したとき、左主気管支よりも右主気管支に入りやすいのはこの角度の違いによる。

主気管支は右が3cm、左が4〜6cmほど走行した後、右は3本の葉気管支となって上葉、中葉、下葉に、左は2本の葉気管支となって上葉、下葉に入る。

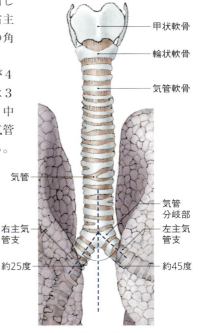

気管支の分岐
300〜301ページ図の気管を中心に見た

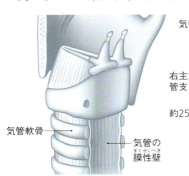

気管後方の膜性壁を見る
295ページ下図の再掲。図右側の気管後方部では気管軟骨が欠如している

6-5 肺

　肺は胸郭に収納されて、成人では右500〜600g、左400〜500gにも達する大きな器官である。右肺は上葉、中葉、下葉の3葉に、左肺は上葉、下葉の2葉に分かれている。表面は各葉ごとに胸膜（臓側胸膜）で包まれ、この胸膜は肺間膜を経て胸腔の内壁を覆う胸膜（壁側胸膜）に移行していく（「6-7-1胸膜腔」参照）。肺間膜に囲まれた部分が肺門で、ここを肺に出入りする気管支、肺動脈、肺静脈、リンパ管、神経が通過するが、リンパ節（肺門リンパ節）もたくさんある。

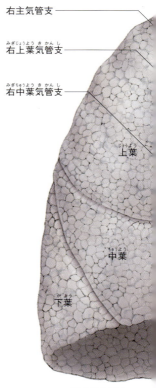

右主気管支
右上葉気管支
右中葉気管支
上葉
中葉
下葉
右下葉気管支

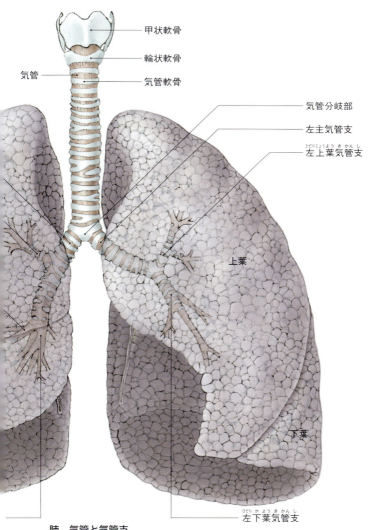

肺、気管と気管支

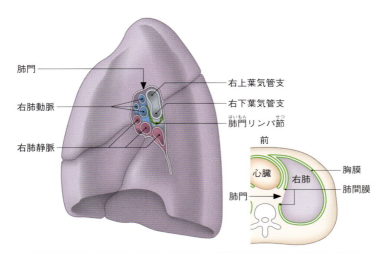

右肺を切り出して左側から見た図（左図）と右胸部を水平断した模式図（右図）
肺の表面は葉ごとに胸膜（臓側胸膜）で覆われている。臓側胸膜は肺門部で折れ返って胸腔の内壁を覆う胸膜（壁側胸膜）に移行する。この折れ返り部が肺間膜で、肺間膜がつくる輪（＝肺門）の中を肺に出入りする動脈、静脈、神経、気管支、リンパ管が通過し、リンパ節（肺門リンパ節）も多くある

6-5-1 肺の構造

　右肺は上葉、中葉、下葉の3葉に、左肺は上葉、下葉の2葉に分かれて、各葉ごとに胸膜に包まれている。気管支は葉気管支として各葉に入ると直ちに区域気管支に分枝してそれぞれの区域（肺区域）に入る。肺区域は右上葉には3個、中葉に2個、下葉に5個が、左上葉と下葉にはそれぞれ4個が区分けされていて、各区域には番号とともに名前が付けられている。肺の疾患をレントゲンなどの画像診断をするにあたり、病巣がどの区域にあるかを特定することは治療を進めるうえで重要なので、区域の番号や名前で表示することになっている。

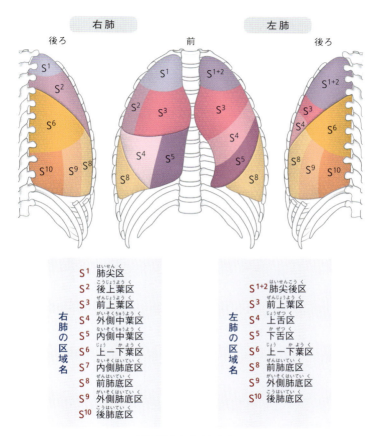

肺区域を色分けした図

右肺では上葉にS^1〜S^3、中葉にはS^4〜S^5、下葉にはS^6〜S^{10}がある。Sは segment（区域）の頭文字である。S^7はS^6とS^{10}の奥にあるため、内側面からは見えるが、前後方向では隠れている。左肺の上葉には右肺のS^1とS^2が合わさった区域としてS^{1+2}があり、S^7は欠如する。しかし書物によっては左肺にS^7（内側肺底区）があると記載するものもある。左肺のS^4とS^5は心臓に押されるため、あたかも舌を突きだしたように内下方に向かうので、舌葉との名前もある。また各肺区域にいく区域気管支にはB^1〜B^{10}の番号が付いている。Bは bronchus（気管支）の頭文字である

肺区域に入った区域気管支はそれ以降も分枝を繰り返して、壁の構造も単純になるとともに直径も次第に小さくなって、細気管支（直径1mm程度）、終末細気管支（0.5mm以下）、呼吸細気管支を経て、最終的にはガス交換部である肺胞管に続いていく。

　呼吸細気管支には部分的に肺胞のふくらみがあって、ここではガス交換が可能である。呼吸細気管支に続く肺胞管の壁からは、直径0.1〜0.2mmほどの肺胞のふくらみがくまなくでてい

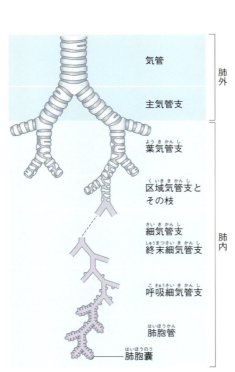
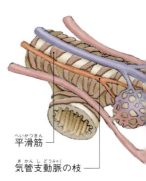

気管・気管支の分枝をしめす模式図

る。肺胞管の最先端を肺胞嚢という。左右の肺には3億から5億個もの肺胞があるといわれている。肺にいく血管には、肺、とくに気管支、細気管支を栄養する栄養血管としての気管支動脈、気管支静脈と、呼吸にかかわる機能血管として肺動脈、肺静脈の2系統がある。肺動脈、肺静脈は気管支と走行をともにしつつ枝分れを繰り返して、最終的には肺胞を取り囲む毛細血管にまで至る。

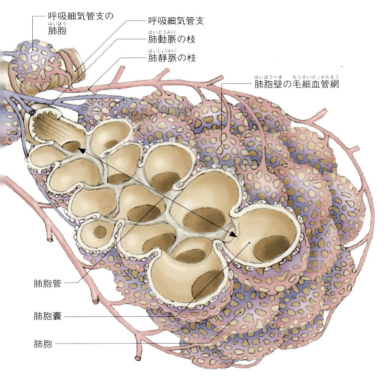

気管支の末端に連なる肺胞

6-5-2 肺胞の構造

　肺胞は直径0.1〜0.2mmの小さな袋で、その壁は非常に薄くなったⅠ型肺胞上皮細胞と背丈の高いⅡ型肺胞上皮細胞とから構成されている。肺胞壁の周囲には多数の毛細血管が密接している。毛細血管の内皮細胞はⅠ型肺胞上皮細胞と基底膜の層をはさんで近接していることになり、この全層はあわせて0.3μmほどの厚みしかない（308ページ上写真参照）。この層全体を血液空気関門といい、肺胞内の酸素は関門を拡散して赤血球のヘモグロビンに取り込まれていく。また毛細血管内の二酸化炭素も関門の層を拡散して、肺胞内へ移行してくる。このように血液空気関門を介して、気体状の酸素が毛細血管内へ、二酸化炭素は肺胞内へ拡散するものの、血球成分はいっさい移行する

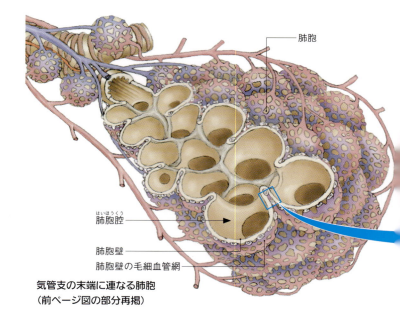

気管支の末端に連なる肺胞
（前ページ図の部分再掲）

ことはない。肺胞壁における酸素と二酸化炭素の双方向への移行がガス交換である。

　肺胞壁に棲むもうひとつの細胞であるⅡ型肺胞上皮細胞は、サーファクタント（界面活性物質）を分泌する働きがある。球形の肺胞では、肺胞内に含まれる水の表面張力が大きいと水滴となって肺胞をつぶすように作用し、その結果、換気が障害される。そこでリン脂質からなるサーファクタントを分泌して、肺胞の内面に薄膜を作って表面張力を低下させ、それにより肺胞がつぶれることなく換気ができるようにしている。新生児でⅡ型肺胞上皮細胞の発達が不良な場合には、サーファクタントの分泌が不十分なため、新生児呼吸窮迫症候群という危険な状態になる。未熟児死亡の原因として呼吸窮迫症候群によるものが最多であることはⅡ型肺胞上皮細胞の重要性を指摘している。この疾患には人工サーファクタントの注入が有効である。

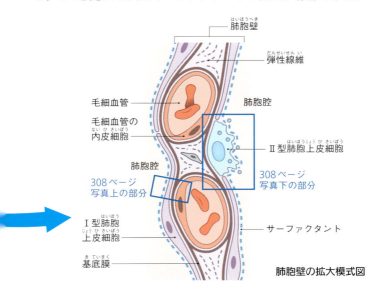

肺胞壁の拡大模式図

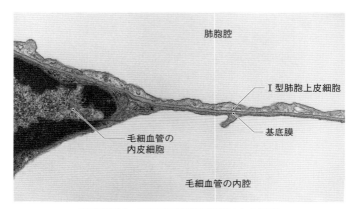

肺胞のごく一部を電子顕微鏡で拡大した写真

非常に薄くなったⅠ型肺胞上皮細胞が囲む肺胞の周りに毛細血管の内皮細胞が基底膜という薄層をはさんで近接している。そのため、肺胞内の酸素は毛細血管内へ、また毛細血管内の二酸化炭素は肺胞腔へ容易に拡散していくことができる（2万4000倍）

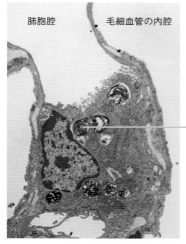

Ⅱ型肺胞上皮細胞

細胞質の黒染する層板小体の存在が特徴的。層板小体には表面張力により肺胞がつぶれるのを防止するサーファクタント（界面活性物質）を入れている（9400倍）

6-6 肺における呼吸機能

6-6-1 ガス交換のしくみ

酸素の運搬　ガスの濃度は圧力（単位はmmHgあるいはmmH_2O）でしめされる。幾種もの気体が混じった混合ガスでは各成分の濃度は分圧といい、分圧の高いところから低いところへ移行するのは水が高いところから低いところへ流れるのと同様である。呼吸で取り入れた肺胞内の酸素は100mmHgほどの分圧をもつが、肺に流入してくる静脈血での酸素分圧は40mmHgなので、肺胞の酸素はこの圧差により毛細血管に拡散していく。

　酸素の運搬は赤血球に含まれるヘモグロビンが担当する。ヘモグロビンは酸素分圧の高い環境では酸素結合量を増加させ、逆に酸素分圧が低い状態では、結合量を低下させるという特性を持っている。そのため、酸素分圧の高い肺胞ではヘモグロビンの酸素結合量は増加して、大量の酸素を結合させたヘモグロビン、つまり赤血球が末梢組織に向かって流れていく。また、ヘモグロビンは二酸化炭素分圧が高いほど酸素結合量を低下させるという特性も持っている。こうした特性により、酸素分圧が低く二酸化炭素分圧が高い環境になっている末梢の毛細血管にあっては、ヘモグロビンは結合させていた酸素を容易に遊離するようになる。その結果、ヘモグロビンを離れた酸素は末梢で活動する細胞に向けて拡散していく。

二酸化炭素の運搬　全身にくまなく分布する細胞では、その活動によって生じた二酸化炭素の大部分は血液に拡散していき、水と反応して炭酸となる。炭酸は直ちに水素イオンと重炭酸イオンとに解離する。この反応は次の化学式でしめされるが、こ

の反応は炭酸脱水酵素という酵素の作用で進行する。

$$CO_2 + H_2O \rightleftarrows H_2CO_3 \rightleftarrows H^+ + HCO_3^-$$
（二酸化炭素）（水）　　（炭酸）　　（水素イオン）（重炭酸イオン）

　そのため、細胞活動で発生した二酸化炭素は、重炭酸イオンとなって血液に溶解して血管内を巡っている。肺胞に達するとこの反応が逆向きの左へ向けて進行するので、再び二酸化炭素が遊離され、これが肺胞の呼気へと拡散していく。

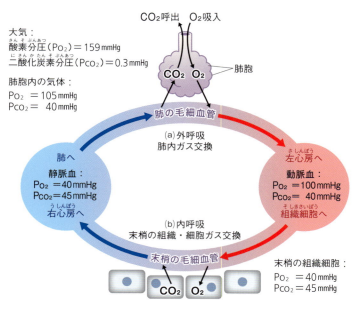

全身における呼吸の概略（酸素と二酸化炭素の移動）

吸気により肺に入ってきた酸素は、肺胞から毛細血管（赤血球のヘモグロビン、「第7章 血液と血球 7-3-1赤血球」参照）に取り込まれ、動脈血に乗って末梢へ送られる。末梢では、ヘモグロビンが解き放した酸素が細胞へ移行する。同時に、細胞活動により発生した二酸化炭素を血液に溶解させてやる。二酸化炭素分圧の高い静脈血は肺に送られる。肺内では二酸化炭素分圧が低いため、血液から肺胞内へと拡散していく。これは呼気となって体外へでる

> **コラム**　一酸化炭素による中毒

　赤血球に含まれるヘモグロビンは酸素（O_2）との結合性が高いことに特徴がある。ところが一酸化炭素（CO）に対しては酸素の200倍以上もの親和性を持つという特性もある。そのため、燃料などの不完全燃焼で発生した一酸化炭素を吸入すると、ヘモグロビンに結合してしまうため、酸素が結合する余地がなくなり、酸欠状態つまり窒息した状態に陥ってしまう。これが一酸化炭素中毒で、軽度の場合には頭痛や吐き気で済むが、重篤になると死に至ることはよく知られている。

　また、一酸化炭素には、酸素を結合したヘモグロビンから酸素の解離を抑止する効果もある。そのため、平常時には血液中の酸素分圧が低下すると呼吸運動を促進させる反射が作用するわけだが、一酸化炭素中毒の場合にはこの効果が作動しないので、呼吸の亢進もおきない。そのため状態はますます不利になってくる。軽症の一酸化炭素中毒なら、新鮮な空気にさらしておくだけで回復するが、重篤な場合には積極的に酸素を吸入させたり、高圧酸素療法も必要になる。

6-6-2 呼吸運動

　肺自体には容積を大きくするようなしくみはなく、肺の膨張は胸腔容積の増大によって受動的におこなわれている。

　息を吸うとき（吸息時）は、外肋間筋の作用でそれぞれの肋骨が挙上することと横隔膜の収縮によって、胸腔の容積が拡大する。その結果、胸腔の内圧が低下するので、それに対応すべく肺の膨張、つまり吸気がおきる。

　息を吐くとき（呼息時）には、横隔膜と外肋間筋の弛緩により胸腔の容積が小さくなるため胸腔内圧が高まり、それに押圧される形で肺が縮小する。このとき、肺胞の壁に分布している弾性線維（307ページ図参照）が肺胞を縮小させるうえで有効に機能している。深呼吸により積極的に呼息をおこなうときには、内肋間筋や腹壁の筋の収縮により、胸腔の容積をさらに縮小させる努力をしている。

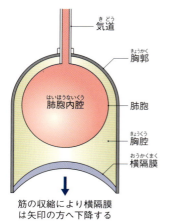

筋の収縮により横隔膜は矢印の方へ下降する

呼吸のしくみをしめす概念図

肺は胸郭が作る胸腔の中に入っている。そのため肺の膨張（吸息）と縮小（呼息）は胸腔の容積を変えることによって受動的に営まれている。胸腔の容積を大きくするためには、各々の肋骨を引き上げることと、ドーム状にはっている横隔膜の収縮が有効になる。それにより胸腔の内圧が低下するため、肺がふくらんで吸息がおこなわれる

吸息運動

（A）外肋間筋の収縮
→胸郭拡大

外肋間筋の収縮と内肋間筋の弛緩により肋骨が挙上され、胸郭（青で示したボックス）の容積が大きくなる

（B）横隔膜が平坦になる
→胸腔の容積増大

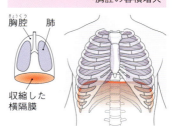

横隔膜の筋を収縮させるとドーム状の横隔膜が平坦になるので、胸腔の容積は大きくなる

呼息運動

（C）外肋間筋の弛緩
→胸郭縮小

腹壁の筋などがさらに下方へ引く

外肋間筋の弛緩と内肋間筋の収縮により肋骨が下降するため、胸郭の容積が減少する

（D）横隔膜がドーム状に持ち上がる
→胸腔の容積縮小

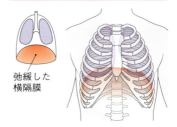

横隔膜の筋を弛緩させると横隔膜はドーム状になるため胸腔の容積が小さくなる

呼息運動は、（C）外肋間筋の弛緩と（D）横隔膜の弛緩による胸腔の容積減少がおきると、肺が持つ弾力性によって肺が収縮して空気の排出がおきる。さらに意識的に大きく吐きだすときには内肋間筋の収縮により肋骨を下方へ引き下ろすことに加えて、腹直筋など腹壁の筋（151ページ参照）を収縮させて肋骨や胸骨を強く下方へ引き下ろすこともおこなわれる

呼吸機能検査

　喘息をはじめとするいろいろな呼吸器疾患の診断のために、各種の呼吸機能検査がおこなわれる。呼吸によって肺が出し入れする空気の量はスパイロメーターという装置で測定し、スパイロメーターにより得られた曲線はスパイログラム（図参照）とよばれる。スパイログラムでは次の量が表出される。

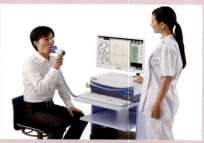

スパイロメーターによる呼吸機能検査

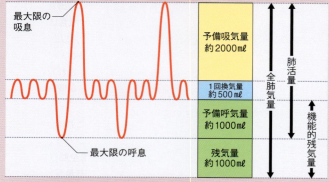

スパイログラム（成人男性の標準的な値をしめす）

呼吸数　成人は安静時に毎分12〜17回の呼吸をおこなっている。激しい運動をするとこの数は増加する。

1回換気量　安静時に1回の呼吸により出し入れされる空気の量で、約500 mlである。1回換気量のうち、約70％は肺胞に到達してガス交換をおこなう（肺胞換気量）が、残りの30％は気道の管腔を満たしていて、換気にはかかわらない。この換気にかかわらない部分の容積は死腔（解剖学的死腔）とされる。

予備吸気量と予備呼気量　平時の吸気量を超えてさらに吸出できる最大量（約2000 ml）と呼気量を超えて呼出できる最大量（約1000 ml）をそれぞれ予備吸気量、予備呼気量という。

肺活量　最大に吸気した後、これを努力して呼出できる最大の空気量で、成人男性では3000〜4000 ml、女性では2000〜3000 mlである。予備吸気量、1回換気量、予備呼気量の総和に相当する。肺活量のうち、右肺の寄与が約55％、左肺の寄与が45％といわれている。

努力肺活量　最大に吸気した後、できるだけ急速に呼出させたときの呼出量で、そのうち最初の1秒間に呼出された空気量の肺活量に対する百分比を1秒率という。1秒率の正常値は70％以上で、70％未満を閉塞性障害と定義する。気管支喘息や肺気腫など、気道が狭められて発症する慢性閉塞性肺疾患（COPDと略称されることが多い）の場合には1秒率が低下するため、診断上有用な情報となる。

　ほかに、呼吸機能検査で、残気量が問題になる。これは予備呼気量を呼出してもなお呼吸器官内に残存する空気量で、スパイロメーターでは測定できない。肺活量と残気量をあわせたものを全肺気量といい、加齢とともに、全肺気量のうち肺活量は減少し、残気量が増える。なお、予備呼気量と残気量をあわせたものを機能的残気量という。

6-6-3 呼吸の調節

呼吸運動は中枢神経からの指令によっておこなわれているが、その活動を調節する精巧なしくみもある。

呼吸中枢　中枢神経系の延髄には、内肋間筋などの呼息運動に関与する筋に指令を送る神経細胞と、横隔膜や外肋間筋などの吸息運動にかかわる筋に指令を送る神経細胞とがそれぞれにグループをなしている領域があり、これらをまとめて呼吸中枢とよんでいる。

呼吸中枢では呼吸運動のリズムや速度、大きさを調節している。ここより発せられた呼吸のリズムは脊髄を経由して横隔膜や呼吸筋に伝達される。延髄の吸息にかかわる神経細胞は、中枢神経系のさらに上位にある中枢、とくに橋とよばれる部域からの調節も受けている。こうした指令により、自動的でかつ周期的な吸息運動が営まれている。

ヘーリング・ブロイエル反射　肺の中には伸展受容器（組織や器官が引き伸ばされたことを感知して中枢に情報を送る感覚受容装置）がある。そのため、吸息をおこなうと肺の伸展受容器から"肺の組織が引き伸ばされた"という情報が迷走神経を経由して呼吸中枢にいき、それが引き金になって吸息中枢が抑制されて、それ以上の吸息を中止する。この現象をヘーリング・ブロイエル反射とよんでいるが、吸息運動から呼息運動に切り替える反射である。小児では作動しているものの、成人では関与があまり大きくないらしい。

化学受容器を介した調節　血中の二酸化炭素分圧の増加や酸素分圧の低下、水素イオン濃度（pH）の低下は頸動脈小体（総

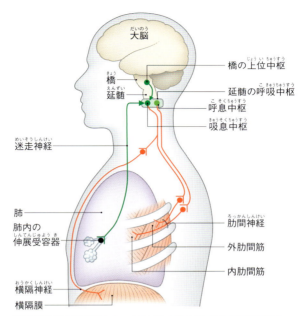

呼吸運動の中枢支配とヘーリング・ブロイエル反射の概念図

延髄に吸息中枢と呼息中枢がある。吸息中枢からの指令が肋間神経を経由して外肋間筋へ、また横隔神経を経由して横隔膜へいって、吸息運動がおこなわれる。呼気中枢からの指令は肋間神経を経て内肋間筋に届いて呼息運動がおきる。これが交互に繰り返されて周期的な呼吸がおきる。呼吸中枢は橋にある上位中枢の支配も受けている。また、吸息運動により肺がふくらむと、肺内にある伸展受容器からの情報が迷走神経を経由して吸気中枢に届けられ、抑制をかけるように作動する。その結果、吸息運動が中止して呼息運動に切り替わる。これはヘーリング・ブロイエル反射とよばれる

頸動脈が内頸動脈と外頸動脈に分岐する部位にある米粒ほどの小体) の細胞が感知して、その情報を呼吸中枢に送るといわれている。その結果、呼吸中枢の活動が活発になり、換気量が増加する。この調節経路は血中の化学的な変化を感知して呼吸の調節をおこなうものなので、化学調節とよばれる。また、頸動

脈小体は化学受容器ということができる。大動脈弓にある大動脈小体も化学調節のしくみのひとつと考えられている。また、延髄の呼吸中枢の近傍にも化学受容器として作動する細胞があって、脳脊髄液（「第11章　神経系Ⅱ　11-7脳室系」参照）のpH低下を感知して、その情報を呼吸中枢の神経細胞に直接伝えて、呼吸運動を促進させている。

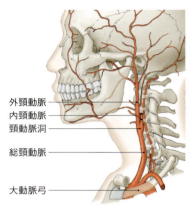

内頸動脈と外頸動脈の分岐部（再掲）

こうした精巧な調節作用によって、わたしたちは昼間のみならず睡眠時にもリズミカルな呼吸運動が維持されている。

皮膚や粘膜を介した反射性の呼吸運動　鼻粘膜を刺激すると反射的にくしゃみがでたり、気道の粘膜が刺激を受けるとせきがでる。これらは気道粘膜に付着した異物を排除するために有効な反射性の呼吸である。また、痛みの刺激により呼吸の促進がおきることもある。

6-6-4 呼吸による体液のpH調節

わたしたちが生活している周囲の環境は絶えず大きく変化している。それにもかかわらず、体内で細胞を取り巻く環境（内部環境といい、具体的には血液や組織液をまとめた体液を指す）の温度、組成、水素イオン濃度（pH）、浸透圧など、内部環境は一定の幅の中に納まるように巧妙に調節されている。こ

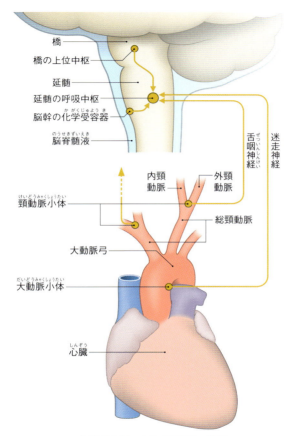

化学受容器による呼吸運動の調節

頸動脈小体（外頸動脈と内頸動脈の分岐部にある）と大動脈小体は血液中の酸素分圧の低下を感知してその情報を呼吸中枢に送る。その際、頸動脈小体からは舌咽神経を、大動脈小体からは迷走神経を経由して情報が送られる。それに応じて呼吸中枢は呼吸を促進させるように作動する。脳幹には脳脊髄液の水素イオン濃度（pH）低下を感知して呼吸中枢に情報を送る化学受容器もあるといわれている

のような現象を内部環境の恒常性（ホメオスタシス）といい、おもに神経系や内分泌系による調節が恒常性の維持に大きな役割を営んでいる。しかし、呼吸機能と腎臓の排泄能力も恒常性の維持と重要なかかわりを持っている。

　正常には体液のpHは7.4±0.05という非常に狭い範囲に納まるように維持されている。pHが酸性側に傾く状態をアチドーシス、逆にアルカリ側に傾くとアルカローシスといわれ、pHが6.8以下あるいは7.8以上になると死にも至る危険な状態である。その調節には呼吸の関与が大きい。

　呼吸器疾患などにより、二酸化炭素（CO_2）の排出が滞ると体液が酸性側に傾くため、呼吸性アチドーシスという状態になる。これとは逆に、激しく換気をすることによりCO_2が過剰に排出されると、血中の重炭酸イオン（HCO_3^-）濃度が低下するため呼吸性アルカローシスとなって、呼吸困難を覚えるようになる。すると反射性に呼吸数が増加するが、このとき、口や鼻にビニール袋などをあてがって呼吸をすると、吸気中のCO_2が上昇するので、呼吸数は低下して体液は酸性側に向かうようになる。

コラム　睡眠時無呼吸症候群

　わたしたちは睡眠時にも規則正しいリズムで呼吸を続けているが、中には睡眠中に長時間にわたり呼吸が停止している状態の人がいて、社会的にも大きな問題になっている。睡眠時無呼吸症候群とは10秒以上の呼吸停止がひと晩のうちに30回以上繰り返される状態をいい、患者は深い眠りが妨げられるため、日中に居眠りを多発することになる。舌根部から咽頭にかけての虚脱による上気道の閉塞が原因の場合と、呼吸中枢に異常がある場合との2者があるといわれている。

6-7 体腔

これまで、肺の位置や構造を説明するにあたり、胸膜腔、胸膜あるいは肺間膜といった用語をとくに解説することもないまま使用してきた。また心臓を入れる心膜腔、消化器官の主要部分を入れる腹膜腔についても、説明は先送りであった。そこで本項では、胸膜腔、心膜腔、腹膜腔について包括的に解説していくことにしたい。

体腔とは体内にできた空所で、そのうちの大きなものとして、胸膜腔、心膜腔、腹膜腔の3者がある。体腔とその中に納まる器官、

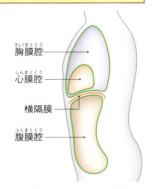

体幹にある3つの体腔
（左側方から見た模式図）
胸膜腔（胸腔）、心膜腔、
腹膜腔（腹腔）の位置

とくにそれらがかぶっている漿膜の連続性は非常に複雑で、理解がなかなか容易ではないのだが、その実態がわかると人体に対する目が見開かれたような快感を覚えることも事実である。

6-7-1 胸膜腔

図上作戦のひとつとしてこんなことを考えてみよう。胸壁のどこかで、肋骨とその下の肋骨との間、つまり肋間のひとつを切り開いて胸の奥をのぞいたとする。中には大きな空所がひろがっていてそこに肺が納まっているはずだ（322ページ図参照）。

この空所は胸膜腔あるいは胸腔とよばれる。胸膜腔の内壁は胸膜（漿膜という薄い1層の細胞と、それをささえるわずかな結合組織層からなる被膜）で裏打ちされている。胸壁を裏打ち

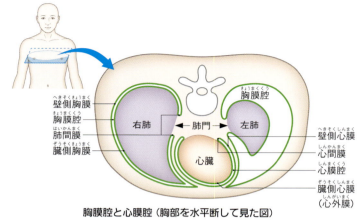

胸膜腔と心膜腔（胸部を水平断して見た図）

理解しやすいように左肺は縮小して胸膜腔が大きなスペースになるように描いている。実際に気胸という疾患では、胸膜腔に大量の空気が入って肺を圧迫してこの図の左肺のようになる。臓側の胸膜および心膜と壁側の胸膜、心膜の移行部がそれぞれ肺間膜、心間膜となる

するこの胸膜は壁側胸膜というが、これは胸壁ばかりではなく、横隔膜の上面にも連続している（324ページ図参照）。一方、肺の表面を直接覆う薄い被膜もあって、これも壁側胸膜と同じ構造をとった胸膜だが、臓器の表面を覆っているので臓側胸膜という。

次に、肺の表面、言い換えると臓側胸膜を指で触知しながら内側の主気管支や肺動脈、肺静脈が肺に出入りする領域（肺門部）の方に向けて指先を進めていくと、肺門部で臓側胸膜は急に折れ返って壁側胸膜に連続していくことがわかる。そのため、壁側と臓側胸膜とに2区分されてはいるが、本来はひと続きのもので、両者の移行部には肺間膜という名前も付いている。立体的に考えるなら、肺間膜が作る輪に相当する部分が肺門で、その輪の中、つまり肺門を気管支や肺動脈、肺静脈が通過しているということもできる（302ページ図参照）。

こうして見てくると胸膜は切れ目がなく、ひとつながりになって胸膜腔というスペースを囲んでいることがわかる。逆の見方をすれば、この袋の中をめがけて肺が外から発達してきて、胸膜をかぶったまま胸膜腔の中に押し込まれてきたと考えても正解である。そして、この袋の中にわずかの水（胸水という）が入っていて、これが潤滑剤となって、呼吸運動にあたり肺が壁との間に発生する摩擦を低減しているわけだ。

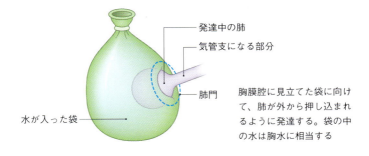

胸膜腔に見立てた袋に向けて、肺が外から押し込まれるように発達する。袋の中の水は胸水に相当する

6-7-2 心膜腔

　ここで図上作戦をもっとダイナミックに展開することにしよう。胸の左右つまり側胸部で肋骨を全部切断して、前胸壁をそっくり取り去って、胸腔を大きく開けてみるというわけだ。すると324ページの図のようになって、これまでに説明した胸膜腔と肺の全体像がわかるはずだ。また、前述の胸膜が横隔膜の上面にも連続している様子も見て取れる。そればかりか、左右の肺にはさまれた領域にもうひとつ袋があることがわかる。心嚢という心臓を入れた袋である。

　心嚢の前面に十文字の切開線を入れて切り開くと、心膜腔が開放されてその中にある心臓が丸見えになってくる。心膜腔の

内壁は薄い漿膜（壁側心膜）で覆われているが、これは心臓から上方へでてきた大動脈、肺動脈の部分で折れ返って心臓の表面を覆う臓側心膜（心外膜とよばれることが多い）に連続している。壁側心膜と臓側心膜の移行部が心間膜となり、その中を大動脈や肺動脈が通過している。この様子は先に見た胸膜腔と肺との関係と全く同じであることに気づかれるはずだ。また、

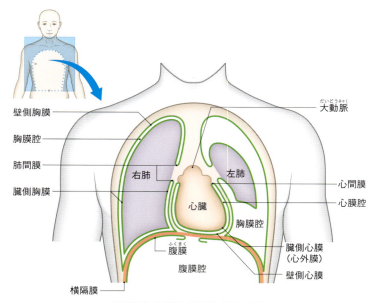

胸膜腔と心膜腔（正面から見た図）
壁側胸膜と臓側胸膜を緑色の線で示してある。両者にはさまれた白抜きの隙間が胸膜腔で、壁側胸膜から臓側胸膜への移行部が肺間膜となる
心膜腔についても心膜を緑色の線で、心膜腔を白いスペースでしめしてある。胸膜腔の場合と同様に、壁側心膜（漿膜性心膜の壁側板とよばれることが多い）と臓側心膜（心外膜とよばれることが多い）との間のスペースが心膜腔で、両者の移行部である心間膜との中を大動脈、肺動脈が通る。壁側心膜を外側から覆う結合組織性の被膜とをあわせて心嚢という
なお、この図でも、左肺は縮小して胸膜腔が大きなスペースになるように描いている

心嚢として見ていたものは壁側心膜とそれを外側から補強する結合組織性の膜とが合わさったものだったというわけだ。むろん心膜腔のスペースにも少量の潤滑液が入っていて、心臓の激しい運動による周囲との摩擦を緩和させている。

こうして見てくると、胸郭という大きなカゴの中には胸膜腔と心膜腔というふたつの体腔が収納されていて、それぞれの中に肺と心臓が入っていることが了解できるだろう。

6-7-3 腹膜腔

腹部についても胸部と同じように考えることができる。胸膜腔、心膜腔と同様に腹膜腔という大きな体腔があって、この中に向けて消化管がせりだしている。しかし、消化管が非常に長くなって紆余曲折していることに加えて、将来、十二指腸になる部分から肝臓と膵臓というふたつの大きな外分泌器官が伸びだしてくることが理解を難しくしている。

そこで理解を容易にするために発生の過程も勘案して、肝臓や膵臓ができる前で、まだ胃腸管が単純にまっすぐな状態を想定して作図すると327ページの図aのようになる。腹膜腔の内面を覆う壁側腹膜と腸管をすっぽり包む臓側腹膜、両者をつなげる腸間膜の関係、それに腸間膜で後体壁（背側の体壁）から胃腸管が宙づりにされていることを見ておいていただきたい。腸間膜が胃や腸管に出入りする血管、神経の通路であることも変わらない。

肺間膜や心間膜はふたつの膜が折れ返る短い部分であるのに対して、腸間膜は長い腸管を後体壁からつり下げているという事実がある。そのため、肺間膜や心間膜に比して、からだの前後（背腹）方向に加えて、上下（長軸）方向にもある長さを持っている。腸間膜に長さがあることは、その長さの分だけ腸管

の可動域が大きくなることをしめしている。

次に、この図をもとに、小腸と大腸が長くなってループ状を呈するようになる（腸管ループの形成）こと、小腸の壁から伸びだした肝臓が将来の横隔膜の組織に向けて大きく発達していくことを勘案して作図をしたものが次ページ図 b である。発生の進行とともに胃がふくらみ、腸管が急速に長くなるにもかかわらず、体腔の発達が遅れるため、腸管ループは狭い体腔に納まりきれず、胎児と母体をつなぐ臍帯（へその緒）の中に一時的にはみでるようになってくる。

こうした状態でさらに腸が長くなると、腸管ループは前方から見て反時計方向に270度回転するようになる。狭いところに納めるための窮余の一策なのだろうか。その結果、小腸は体腔の左側から右下方に向けてうねうねと走行し、上行結腸が右側を上行し、さらに十二指腸の前面を横切るように横行結腸が右から左へ走行し、左側上腹部で大きく曲がって、左側腹部を下行し、Ｓ状結腸を経由して直腸に向かうという、成体における胃腸管の配置が決定してくる。腸管の回転に引きずられるように腸間膜もねじれて、もとの単純な形状から逸脱してかなり複雑にはなるが、胃腸管が背側の後体壁より宙づりになっている原則には変わりない（次ページ図 c 参照）。なお、胃腸管の間膜は厳密を期すなら、胃間膜、小腸間膜、結腸間膜など、部域ごとに名称を変えるのが適切であるが、ここでは腸間膜と総称している。

6-7-4 後腹膜器官

ところがもうひとつ大事なプロセスがある。それは十二指腸と膵臓、上行結腸と下行結腸が後体壁に押しつけられて、二次的に腸間膜を失うという事実である。この経緯は328ページの

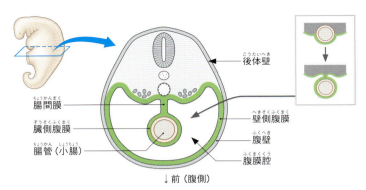

a：腹部の水平断面図
胃や腸管を小腸の一部で代表させて、ほかは削除した。小腸は腸間膜で後体壁につながる。腹膜腔を裏打ちする臓側腹膜と腸管を覆う壁側腹膜が腸間膜を介して連続している。腹膜腔に向けて背側から腸管が腹膜をかぶったまま押し込んできたと見てもよい（右上の枠内の図参照）

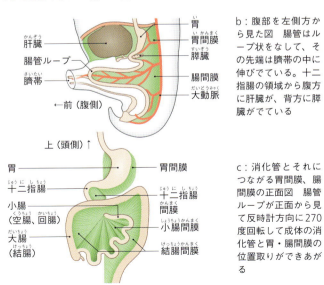

b：腹部を左側方から見た図　腸管はループ状をなして、その先端は臍帯の中に伸びでている。十二指腸の領域から腹方に肝臓が、背方に膵臓がでている

c：消化管とそれにつながる胃間膜、腸間膜の正面図　腸管ループが正面から見て反時計方向に270度回転して成体の消化管と胃・腸間膜の位置取りができあがる

発生過程における胃・腸管と間膜をしめす模式図

十二指腸、膵臓、上行結腸、下行結腸が二次的に後体壁に埋まる

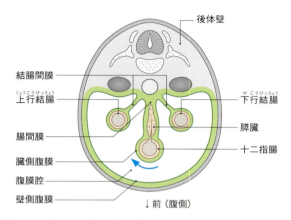

a：膵臓は十二指腸から腸間膜の2枚にはさまれた間の層で後方へ向けて発達してくる。消化器官の発達にともない、十二指腸と膵臓は矢印の方向に回転して後体壁に押しつけられる

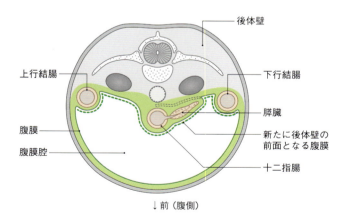

b：その結果、十二指腸と膵臓は腸間膜を失って、後体壁に埋まった器官となる。同様に上行結腸、下行結腸も腸間膜を失って、後体壁に埋まる器官となる

図a、bにしめしてある。その結果、これらの間膜をなくした器官では、前面だけが腹膜でカバーされるようになって、それゆえに可動性も全く失われてしまう。このように後体壁に埋まって間膜を失った器官は後腹膜器官（腹膜後器官との名もある）とよばれる。また、もともと後体壁の中に発生した腎臓や副腎も後腹膜器官の中に含められている。後腹膜器官を対象とした外科手術にあたっては、後体壁を傷つけなければならないため、難度がましてくる。

　その一方で、胃と肝臓、空腸、回腸、虫垂、横行結腸、Ｓ状結腸はそれぞれ胃間膜、腸間膜で後体壁から腹膜腔の中へ宙づりになっていて、可動性も維持される。そのため、間膜を持つこれらの器官は腹膜内器官とよばれる。ただ肝臓は一部が横隔膜と密着する部分があるため、可動性は限定的である。腹膜内器官の場合は間膜の２枚の層の間のわずかなスペースを経由して器官へいく血管や神経、リンパ管が走行している。

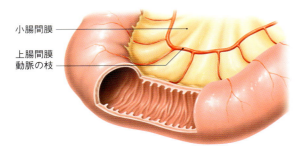

小腸間膜を走行する動脈（再掲）

『カラー図解 新しい人体の教科書 下』の構成内容

- 第7章　血液と血球
- 第8章　リンパ系器官と生体防御
- 第9章　泌尿器系
- 第10章　神経系Ⅰ（神経系の一般的な特性）
- 第11章　神経系Ⅱ（中枢神経系）
- 第12章　神経系Ⅲ（末梢神経系）
- 第13章　内分泌系
- 第14章　生殖器系
- 第15章　感覚器系

参考文献

牛木辰男：入門組織学 改訂第2版、南江堂、東京、2013

大地陸男：生理学テキスト、文光堂、東京、1992

小川鼎三、森 於菟：大内 弘、森 富(改訂)：解剖学 第1巻 総説・骨学・関節学・筋学 改訂第11版、金原出版、東京、1982

小川鼎三：山田英智、養老孟司(改訂)：解剖学 第3巻 感覚器学・内臓学 改訂第11版、金原出版、東京、1982

貴邑冨久子、根来英雄：シンプル生理学、南江堂、東京、1988

堺 章：目でみるからだのメカニズム、医学書院、東京、1994

坂井建雄、河原克雅(総編集)：カラー図解 人体の正常構造と機能【全10巻縮刷版】、日本医事新報社、東京、2008

坂井建雄、岡田隆夫：系統看護学講座 専門基礎分野 人体の構造と機能 [1] 解剖生理学 第9版、医学書院、東京、2014

佐藤達夫(監修)：新版 からだの地図帳、講談社、東京、2013

社団法人日本解剖学会(監修)：解剖学用語委員会(編集)：解剖学用語 改訂13版、医学書院、東京、2007

中井準之助、ほか(編集)：解剖学辞典 新装版、朝倉書店、東京、2004

原田玲子、原田彰宏、小林直人(編著)：人体の構造と機能および疾病の成り立ち 人体の構造と生理機能、医歯薬出版、東京、2007

平沢 興：岡本道雄(改訂)：解剖学 第2巻 脈管学・神経系 改訂第11版、金原出版、東京、1982

藤田恒太郎：人体解剖学 改訂第42版、南江堂、東京、2003

藤田尚男、藤田恒夫：岩永敏彦(改訂)：標準組織学 総論 第5版、医学書院、東京、2015

藤田尚男、藤田恒夫：岩永敏彦、石村和敬(改訂協力)：標準組織学 各論 第4版、医学書院、東京、2010

藤田恒夫：入門人体解剖学 改訂第4版、南江堂、東京、1999

藤本 淳(監修)：藤田 守、土肥良秋(編集)：ビジュアル解剖生理学、ヌーヴェルヒロカワ、東京、2007

松村讓兒：人体解剖ビジュアル からだの仕組みと病気、医学芸術社、東京、2005

山田安正：現代の組織学 改訂第3版、金原出版、東京、1994

山本敏行、鈴木泰三、田崎京二：新しい解剖生理学 改訂第12版、南江堂、東京、2010

Alberts, B. et al.：中村桂子、松原謙一(監訳)：Essential 細胞生物学 原書第2版、南江堂、東京、2005

Clemente, C. D.：Anatomy. A Regional Atlas of the Human Body, Urban & Schwarzenberg, München, 1975

Despopoulos, A., Silbernagl, S.：佐久間康夫(監訳)：カラー図解 よくわかる生理学の基礎、メディカル・サイエンス・インターナショナル、東京、2005

Drake, R. L. et al.：塩田浩平(訳)：グレイ解剖学アトラス 原著第1版、エルゼビア・ジャパン、東京、2008

Grant, J. C. B.：森田 茂、楠 豊和(訳)：グラント解剖学図譜、医学書院、東京、1977

Kahle, W., Leonhardt, H., Platzer, W.：越智淳三(訳)：解剖学アトラス、第3版、文光堂、東京、1990

Langman, J., Sadler, T.W.：安田峯生、山田重人(訳)：ラングマン人体発生学 第11版、メディカル・サイエンス・インターナショナル、東京、2016

Marieb, E. N.：林正健二、ほか(訳)：人体の構造と機能 第2版、医学書院、東京、2005

Martini, F. H., Timmons, M. J., McKinley, M. P.：井上貴央(監訳)：カラー人体解剖学 構造と機能：ミクロからマクロまで、西村書店、東京、2003

Moore, K. L., Persaud, T. V. N.：瀬口春道、小林俊博、del Saz,E.G.(訳)：ムーア人体発生学 原著第7版、医歯薬出版、東京、2007

Rohen, J. W., 横地千仭：解剖学カラーアトラス 第3版、医学書院、東京、1994

Romer, A. S., Parsons, T. S.：平光厲司(訳)：脊椎動物のからだ その比較解剖学、法

政大学出版局、東京、1983

Schünke, M., Schulte, E., Schumacher, U.：坂井建雄、松村讓兒(監訳)：プロメテウス解剖学アトラス 解剖学総論／運動器系、医学書院、東京、2007

Schünke, M., Schulte, E., Schumacher, U.：坂井建雄、大谷修(監訳)：プロメテウス解剖学アトラス 頸部／胸部／腹部・骨盤部、医学書院、東京、2008

Schünke, M., Schulte, E., Schumacher, U.：坂井建雄、河田光博(監訳)：プロメテウス解剖学アトラス 頭部／神経解剖、医学書院、東京、2009

Sobotta, J., Putz, R. V., Pabst, R.：岡本道雄(監訳)：Sobotta 図説 人体解剖学 第2巻 第5版 原書第21版 体幹・内臓・下肢、医学書院、東京、2002

Sobotta, J., Staubesand, J.：岡本道雄(監訳)：Sobotta 図説 人体解剖学 第1巻 第4版 原書第19版 頭部・頚部・上肢・皮膚、医学書院、東京、1996

Tortora, G. J., Derrickson, B.：佐伯由香、細谷安彦、高橋研一、桑木共之(編訳)：トートラ人体解剖生理学 原書8版、丸善出版、東京、2011

Woodburne, R. T., Burkel, W. E.：Essentials of Human Anatomy 8th Ed., Oxford University Press, New York, 1988

写真提供

本書に収載された写真には、著者によるもののほか、以下の方々よりご提供いただいたものがあります。ご提供くださった方のご厚意に深く感謝いたします。

46ページ　1本の染色体の原子間力顕微鏡像、光学顕微鏡で見たM期細胞の染色体
　牛木辰男・新潟大学教授、星 治・東京医科歯科大学教授

250ページ　ラットの大腸内表面（走査電顕像）
　甲賀大輔・旭川医科大学准教授

271ページ　走査電子顕微鏡で見た類洞の構造
　甲賀大輔・旭川医科大学准教授

274ページ　摘出された胆石
　講談社医科学大事典、大菅俊明・元筑波大学名誉教授

298ページ　喉頭鏡により喉頭を口腔側から見た写真
　渡辺建介・獨協医科大学名誉教授

314ページ　スパイロメーターによる呼吸機能検査
　フクダ電子株式会社
　（電子式診断用スパイロメータ スパイロシフト SP-790COPD）

＊職名は2017年3月現在のもの

索引

本文中に語があるページは立体で、図表もしくは図説明文中に語があるページは*斜体*でしめした。

【記号・数字・アルファベット】

A細胞 277
A帯 *127*, 128, *129*
ATP 30, 42, 130, 218, 269, 284
ATP駆動ポンプ 42
B細胞 277
DNA 21, *23*, 24, *25*, 34, 37, 50
G細胞 *239*, 240
Gタンパク質（シグナルタンパク質） 60
H帯 *127*, *129*
iPS細胞 57
I帯 *127*, 128, *129*
LCC（先天性股関節脱臼） 99
mRNA 22, 24, *25*, 27
M期 45, *45*, 49
M線 *127*, *129*
P波 194
QRS波 194
RNA 21, 22, *23*, 24
rRNA 22
S状結腸 *219*, 248, *249*, 253, *253*, 255
S状結腸間膜 *253*
S状結腸静脈 *279*, *282*
S状結腸動脈 *278*, 281, *281*
tRNA 22, 26, *27*
T波 194
Z線 *127*, 128, *129*, *131*
αアミラーゼ 257
α細胞 277
β細胞 277
1回換気量 315
10nmフィラメント 36
Ⅰ型肺胞上皮細胞 306, *307*, *308*
Ⅱ型肺胞上皮細胞 306, *307*, *308*

【あ行】

アウエルバッハ神経叢 234, *235*, *239*, *245*, *251*
アキレス腱 *120*, *121*, 166, *167*
アキレス腱の断裂 166
悪性貧血 257
アクチン 126
アクチンフィラメント *35*, 36, 128, *127*, *129*, 130, *131*
アクチン分子 36, *127*, *129*, 130
アゴニスト 58
足 *92*, *114*, *115*
アセチルコリン 59, 132, *133*
頭 *114*, *115*
アデノシン3リン酸 30, 130, 218, 269, 284
アドレナリン *60*
アポトーシス 61, 62, *63*, 64
アミノ酸 14, *15*, *27*, *258*, *259*, *260*
アミラーゼ 226, 257, *258*, *260*, 276
アランチウスの静脈管 *211*, 212
アルブミン 263, 269
鞍関節 101, *101*
アンタゴニスト 58
アンモニア 269
胃 106, 218, *219*, 232, *232*, *233*, 236, 237, 241, *241*, 257, 277
胃液 240, *258*, *260*

イオンチャネル	59, *59*	右心室	174, *175, 177,* 178, *179,*
胃潰瘍	240		*180, 183, 185,* 186, *187,* 205
胃間膜	326, *327,* 329	右心房	174, *175,* 176, *177, 179,*
遺残小体	*12, 13,* 36		*180, 183, 185,* 186, *187,* 205
胃十二指腸動脈	*278,* 280, *280*	項	114, *115*
胃小窩	*239*	右肺	*285,* 302
胃腺	*239*	右葉（肝臓の）	264, *265,* 276
胃体	*237, 238*	運動	73, 106, 108
一軸関節	98	運動域	104
一次構造（タンパク質の）	14, *17*	運動器官	118
一酸化炭素	311	運動器系	73
一酸化炭素中毒	311	運動軸	98
胃底	*237, 237,* 238, *238*	運動終板	132
胃底腺	238, *239,* 257	運動神経線維	118
遺伝子	50, 60	運動麻痺	118
伊東細胞	270, *271,* 272	永久歯	221, *222*
伊東俊夫	272	会陰	113
胃壁	*239*	腋窩	144
陰窩腺	244	腋窩静脈	*206,* 207, *207*
陰窩底	244	腋窩動脈	*199,* 200
インスリン	59, 218, 277	腋窩リンパ節	*215*
咽頭	107, 220, *220,* 230, *233,*	エナメル質	222, *223*
	284, 285, 286, 289, 290,	エネルギー	218
	290, 292, 293, 294	エラ	141, *141*
咽頭弓	*141*	エラ呼吸	141
咽頭喉頭部	*231*	円回内筋	156, *157*
咽頭口部	*231,* 290	嚥下	284, 291, 292
咽頭相	*293*	塩酸	257
咽頭鼻部	*231*	炎症反応	61, *63*
咽頭扁桃	230, *231, 290,* 291	延髄	316, *317*
咽頭隆起	89, 295	円柱上皮	*67*
インドール	261	エンドサイトーシス	43
右脚	*192,* 193	横隔膜	174, 232, *232, 233,*
烏口突起	*92,* 149		264, 312, *313,* 316
烏口腕筋	*155,* 156	横行結腸	248, *249,* 251,
羽状筋	*125*		253, *253*
う蝕	223	横細管	*133*
右心耳	*175,* 176, *177, 179*	横静脈洞	*206*

黄疸	270, 276	外縦走筋	235, 238, *238*, *239*, *245*, *249*, *251*
横断面	116	回旋	109, *111*
横突間筋	145	外旋	109, *111*
横突起	84, *84*, 86, *86*, 145	回旋筋	*146*
横突孔	85, *85*	回旋筋群（大腿の）	163, *164*
横突棘筋	145, *146*	回旋枝	188, *188*
横突肋骨窩	*86*	外側縁（肩甲骨の）	*92*
横披裂筋	*297*	外側顆	*93*, 104
横紋筋	71, 126, 224	外側広筋	*161*, 164, *165*
横紋構造	71	外側大腿回旋動脈	*202*
大隅良典	32	外側中葉区	*303*
オートファジー	32, 33	外側頭（腓腹筋の）	*161*, 167
オステオン	*76*, 77, 78	外側頭直筋	*140*
オッディ括約筋	274, 276	外側肺底区	*303*
おとがい筋	*135*	外側半月	*105*
おとがい孔	*79*	外側翼突筋	136, *136*
おとがい舌骨筋	*139*	外側輪状披裂筋	*297*
おとがい動脈	*198*	回腸	219, 241, *241*, 247, 248
親知らず	222, *222*	外腸骨静脈	*206*
オリゴ糖分解酵素	259	外腸骨動脈	195, *196*, 200, 201, *201*, *202*
オリゴペプチダーゼ	*258*, 259, 260	回腸動脈	*281*
オリゴペプチド	257, *258*, 260	外転	108, *109*, 112, 123
		外頭蓋底	*81*

【か行】

カー	61	回内	111, *111*
外果	168, *168*	外反	111, *111*
回外	111, *111*	外鼻孔	286, *286*, 289
回外筋	156, *158*	外表面（からだの）	66, *66*
外寛骨筋	*162*	外腹斜筋	96, *119*, 152, *152*, *153*
外頸静脈	198, *206*	外分泌腺	226, 228, *229*, 244, 263
外頸動脈	*197*, 198, *198*, *319*	外閉鎖筋	165, *165*
回結腸静脈	*279*, 282	解剖学的位置	108, *108*
回結腸動脈	*278*, 281	外膜	173, *173*, 234, *235*
開口分泌	38, *39*, 132, *133*	界面活性物質	307
外肛門括約筋	254, *255*	海綿質	75, *76*, 77
外呼吸	284, 310	回盲部	248, *248*, 252, *252*
外耳孔	*79*, 81		

回盲弁	248, *248*, 252
外肋間筋	150, *150*, 151, *313*, 316
カイロミクロン	216, 259
顔	*114*
下横隔動脈	*196*
下角（肩甲骨の）	*92*
下顎	136
下顎骨	*79*, 81, 136, *136*, *139*, 220
下関節突起	84, *84*, 86
下関節面	*84*
核（細胞の）	*12*, *13*, 33, 60, *61*
顎関節	*79*, 81, 98
核酸	21
核質	*12*
核小体	*12*, 34, *34*, 49
顎舌骨筋	*139*
角切痕	237, *237*
拡張期血圧	203, *204*
顎動脈	198, *198*
顎二腹筋	*139*
核膜	*12*, 34, *34*
核膜孔	34, *34*
核膜小孔	34, *34*
下後鋸筋	145, *145*, 149
下行結腸	*219*, 248, *249*, 251, 253, *253*, 328
下行膝動脈	*202*
下喉頭神経	298
下行部（僧帽筋の）	*143*
下肢	90, 92, *114*, 115, *115*
下矢状静脈洞	*206*
下肢帯	*73*, 92, *92*, *93*, 161
下肢の筋肉	161
下肢の骨	*72*, 92
下尺側側副動脈	*199*
顆状関節	104, *105*
下唇	*220*, 221
下唇下制筋	*135*
過伸展	*110*
下唇動脈	*198*
下膵十二指腸動脈	281, *281*
ガス交換	186, 284, 309
ガストリン	240
下舌区	*303*
下双子筋	163, *164*
下腿	*114*, 115, *115*
下腿三頭筋	*120*, *121*, *161*, 166, *167*
下大静脈	*171*, 172, *175*, 176, *177*, *179*, *183*, *185*, 186, *187*, 205, *206*, *209*, 264, *265*, *279*, *282*, 283
下大静脈口	*179*
肩こり	143
下腸間膜静脈	*279*, *282*, 282
下腸間膜動脈	*196*, 201, *278*, 280, 281, *281*
下直腸静脈	*279*, 282
下直腸動脈	278
滑液	97
顎下腺	226, *227*
顎下腺管	*227*
滑膜	97, *97*
滑面小胞体	*12*, *13*, 31, *31*
下殿静脈	163
下殿動脈	163, 201, *202*
果糖	*258*, 260
可動域（関節の）	98
下鼻甲介	*79*, 81, *286*, 287, *288*, *289*
下鼻道	*286*, 287, *288*, *289*
下腹（肩甲舌骨筋の）	*139*
下葉（肺の）	*300*, *300*, *301*, 302
可溶性成分	*13*
ガラクトース	*258*, 260

カルシウム	75, 77	関節臼	97
下肋骨窩	*86*	関節腔	*97*
ガン	67	関節唇	99, *100*, *101*
肝円索	*212*, *265*	関節頭	97, *97*, 98, 99
眼窩	*79*	関節内靱帯	*97*, 98, 104
眼窩下孔	*79*	関節軟骨	*75*, *97*, *105*
感覚器系	*107*	関節半月	*97*, 98, 104, *105*
眼角動脈	*198*	関節包	*97*, *97*, *100*, *101*
眼窩上孔	*79*	肝臓	107, *187*, 218, *219*, 241, 259, 263, *263*, 264, *265*, 266, *273*, 276
肝鎌状間膜	264, *265*		
肝管	264, 266, 276		
間期	*49*	環椎（第1頸椎）	84, *85*, 103
含気骨	287	貫通動脈	*202*
管腔内消化	259	間膜ヒモ	*249*
肝硬変	283	顔面筋	*119*, *121*
寛骨	*72*, *73*, 82, 87, *92*, *92*, *93*, *94*, *94*, *95*, *101*, 164	顔面静脈	*206*
		顔面神経	135
寛骨臼	*94*, *95*, 99, *101*	顔面神経麻痺	135
寛骨筋	162	顔面頭蓋	*72*, *79*, *79*, *80*, 81
幹細胞	54, *55*	顔面動脈	*198*, *198*
肝細胞	266, *267*, 270, *271*	肝門	264, *265*
ガン細胞	213	肝門脈	*279*, *282*, 283
肝細胞索	266, *267*	眼輪筋	*135*
肝細胞板	266, *267*	キース	194
間質	65	キース・フラックの結節	192
冠状血管系	188	キーゼルバッハの部位	289, *290*
冠状溝	178	器官	10, *11*, 64, 106, *107*
冠状静脈口	*179*	気管	107, *220*, *232*, *233*, 284, *285*, *290*, *292*, *293*, *294*, *298*, *299*, *301*, *304*
冠状静脈洞	*175*, 176, *177*, 188, 189, *189*		
冠状動脈	178, 188	器官系	*11*, 106, 107
冠状縫合	*79*	気管支	107, 284, *298*, 302
肝静脈	*206*, 264, *279*, *282*, 283	気管支動脈	*304*
肝小葉	266, *267*, 275	気管軟骨	*294*, 299, *299*
肝性昏睡	269	気管分岐部	*285*, 299
関節	*72*, 96, 98, 123	起始（骨格筋の）	122
関節円板	*97*, 98	基質	65
関節窩	*92*, 97, *97*, 98, 99	奇静脈	205, 209, *209*

奇静脈系	208
基節骨（足の）	94
基節骨（手の）	90
拮抗する運動	109
気道	284, 291
機能的残気量	315
キモトリプシン	257, *258*, *260*, 276
球関節	90, 99, *100*, 103
嗅細胞	289
吸収	257
吸収上皮細胞	244, 250, 259
弓状線	95
吸息	312, *313*, 316
吸息中枢	316, *317*
橋	*317*
胸郭	*72*, 82, *82*, 88, 89, 140, 150, 300, 325
胸管	*215*, 217, *217*, 261
頰筋	*135*
胸腔	88, 89, *313*, 321, *321*
胸骨	*72*, 82, 87, *87*, 88, 89, 90, *138*, *139*, 148, *148*, *149*, 151
頰骨	*79*, 81, *81*
胸骨角	87, 88
頰骨弓	*79*, *136*
胸骨甲状筋	*139*
胸骨舌骨筋	*139*
胸骨穿刺	88
胸骨体	87, 88
胸骨部（胸鎖乳突筋の）	*138*
胸骨柄	87, 88
胸鎖関節	90
胸鎖乳突筋	*119*, *121*, 123, *135*, *137*, 138, *138*
胸水	323
胸大動脈	*196*, 280
胸椎	*72*, *73*, 82, *82*, 83, 86, *86*, 87, 88, 89, *140*, *142*, 143, *143*, 144, *144*, 145, *145*, *146*
胸部	114, 142
胸部の筋肉	148
胸壁	148
胸膜	300, *302*, 321
胸膜腔	321, *321*, *322*, 324
胸腰筋膜	*120*
鋸筋	124, *125*
棘下筋	*120*, 154, *154*
棘間筋	145
棘筋	*146*
棘孔	*81*
棘上筋	*100*, 154
棘突起	84, *84*, *85*, *86*, 143, *143*, *144*, 145, *146*
挙上	*110*
距腿関節	*93*
筋外膜	*123*, *123*
筋原線維	126, *127*, 128, *129*, 130
筋細胞	71, *123*, 126, *127*, *129*
筋細胞膜	132, *133*
筋弛緩剤	134
筋収縮	130, 132
筋周膜	*123*, *123*
筋小胞体	132, *133*
筋性部（心室中隔の）	180, *180*
筋節	*127*, 128, *129*, 130, *131*
筋線維	71, *123*, 126, *127*, *129*, 130
筋層	234, *235*, *239*, *245*, *251*
筋層間神経叢	234, *235*, *239*, *245*, *251*
筋束	*123*, 124, *127*, *129*
筋組織	*65*, 71
筋突起（披裂軟骨の）	*295*, 296
筋内膜	124
筋肉注射	163

筋腹	122	血液空気関門	306
筋膜	123, *123*	血液・リンパ組織	*65*
区域気管支	302, 304, *304*	血管	172
空腸	*219*, 241, *241*, 246, *246*, 247	血球	*107*
空腸動脈	*281*	結合組織	*65*, 68
屈曲	109, *110*, 112, 123	血漿	213, *214*
屈筋群（下腿の）	166	結石	274
屈筋群（上腕の）	155	結腸	248
屈筋群（前腕の）	156	結腸間膜	326, *327*, *328*
屈筋支帯	*159*	結腸半月ヒダ	249, *249*, 250
クッパー	272	結腸ヒモ	*249*, *251*
クッパー細胞	270, *271*	結腸膨起	*249*, 250
頸	*114*, *115*	解毒	270
クラーレ	134	下痢	261
グリコーゲン	118, 269	腱	122
グリコーゲン粒子	36	腱画	151, *151*
グリセロール	*258*, 259, *260*	原核細胞	34
グルカゴン	218, 277	肩関節	90, *91*, 98, 99, *100*
くるぶし	168, *168*	肩甲下窩	*92*
脛骨	*72*, *73*, *92*, *93*, 94, 104, *105*, 164, *166*, *167*	肩甲下筋	154
茎状突起	*79*, *138*	肩甲棘	90, *92*, 143, *143*, 154
頸静脈孔	*81*	肩甲骨	*72*, *73*, 90, *90*, *91*, 99, *100*, *139*, 143, *143*, 144, *144*, *148*, 149, *150*, 154, 155, *155*, 156
頸神経叢	*138*	肩甲骨の肩甲棘	*142*
頸長筋	140	肩甲舌骨筋	*139*
頸椎	*72*, *73*, 82, *82*, *83*, 84, *85*, 103, 140, *142*, 143, 144, *144*	肩甲切痕	*92*
系統発生	141	腱細胞	69
頸動脈管	*81*, 198	肩鎖関節	*91*
頸動脈小体	316, *319*	腱索	178, *179*, 180, *180*, 182, *185*
茎突舌骨筋	*139*	犬歯	221, *222*
頸板状筋	*146*	原子	*11*
頸部	114, 142	剣状突起	87, 88, *88*, 151
血圧	203	減数分裂	48, 50, *51*
血圧計	203	肩峰	90, *92*, *100*, 143, *143*, 154
血液	*71*, *107*	肩峰関節面	*92*
血液凝固関連物質	269	腱膜	151

口蓋	220, *220*, *290*, *292*
口蓋咽頭弓	220, *221*
口蓋筋	*292*
口蓋骨	81, *81*
口蓋垂	220, *220*, *221*, 230, *230*, *231*, *290*
口蓋舌弓	*221*, *230*
口蓋扁桃	*221*, 230, *231*, *290*, 291
岬角	*94*, 95, *95*
口角下制筋	*135*
後挙	*110*
後弓	*85*
口峡	220, *220*, *292*, *293*
後鋸筋	145
咬筋	136, *136*
抗菌作用	226, 244
抗菌物質	226
口腔	106, 218, *219*, 220, *220*, 230, 257, *285*, *286*, 289, *290*, *293*
口腔相	*293*
口腔底	220
後屈	*110*
広頚筋	*135*, 137, *137*
後脛骨筋	166, *167*
後脛骨静脈	*206*
後脛骨動脈	202
高血圧症	204
後結節	*85*
膠原線維	65, 68, *69*, 70, 74, 75, 122, 173
硬口蓋	*220*, *292*
後交通動脈	197
後室間枝	*189*
後斜角筋	140, *140*
後十字靱帯	98, 104, *105*
恒常性	320
甲状舌骨筋	*139*
甲状舌骨膜	*295*
甲状腺	*231*
甲状軟骨	*139*, 294, *294*, *295*, 297
甲状披裂筋	*297*
後上葉区	*303*
口唇	220, *220*, *221*
酵素	29, 59
後大脳動脈	*197*
後体壁	*327*, *328*, 329
好中球	61
喉頭	107, 220, 230, 284, *285*, *290*, *292*, *293*, 294, *294*
喉頭蓋	225, 231, *290*, *292*, *293*, 298
後頭蓋窩	80, *81*
喉頭蓋軟骨	*294*, *295*
喉頭鏡	296
喉頭筋群	294, *297*, 298
喉頭口	*231*, 294
後頭骨	79, 80, *81*, *142*, 143, *143*
後頭動脈	*198*
喉頭軟骨	294
喉頭隆起	89, 294, *295*, *295*
広背筋	*120*, *121*, *142*, 143, *144*
後肺底区	*303*
後鼻孔	*231*, *286*, 286, 289, 292
後腹（顎二腹筋の）	*139*
項部	114
後腹膜器官	276, 326, 329
興奮の伝導	*133*
後方挙上	*110*
肛門	95, 106, 218, *219*, 249, 253, *253*, 254, *255*
肛門管	*249*, 253, 254, *255*
肛門挙筋	*255*
肛門柱	254, *255*

口輪筋	*135*	骨端	75, *75*
後輪状披裂筋	*297*	骨単位	*76*, 77
口裂	220, *220*	骨盤	*72*, 87, 94, *94*, *95*, 161, 253
誤嚥	291	骨盤腔	95, 253
コールラウシュのヒダ	254, *255*	骨盤内臓	95, 253
股関節	92, *93*, 98, 99, *101*, 161, 162	骨盤部	114
呼吸	107, 309, 316	骨膜	*75*, *76*, *97*
呼吸運動	142, 148, 312	骨梁	75, *76*
呼吸器官	284	鼓膜	291
呼吸器系	107, *107*, 284	固有胃腺	239
呼吸機能検査	314	固有肝動脈	*263*, 264, *265*, 266, 280, *280*
呼吸窮迫症候群	307	固有食道動脈	280
呼吸困難	320	固有背筋	142, 145, 147
呼吸細気管支	304, *304*, *305*	コラーゲン線維	68
呼吸数	315	コリン	18
呼吸性アチドーシス	320	ゴルジ装置	*12*, *13*, *31*, 32, 38, *39*
呼吸性アルカローシス	320	ゴルジ層板	*39*
呼吸中枢	316, *317*, 318, *319*	コレシストキニン	276
個性	52	コレステロール	19, *19*
呼息	145, 312, 316		
呼息中枢	316, *317*		

【さ行】

個体	*11*	サーファクタント	307, *307*
個体発生	141	臍	*152*
五炭糖	20	細気管支	284, 304, *304*
骨格	72	鰓弓	*141*
骨格筋	71, 73, 118, 122, *127*, *129*, 130, 134	採血	207
骨格筋系	*107*, 118	最終分解物質	*258*, *260*
骨格筋線維	118, 122, 132	最上鼻道	*286*, 287, *289*
骨格系	*72*, *107*	臍静脈	211, *211*
骨芽細胞	77, 78	臍帯	*141*, 211, 326
骨幹	75, *75*	最長筋	*146*
骨結合	92, 96	臍動脈	211, *211*
骨細胞	74, *76*, 78	最内肋間筋	150, *151*
骨小柱	75, *76*	細胞	10, *11*, 12
骨髄腔	*75*, *75*, *76*	細胞核	13, *34*
骨折	74, 78	細胞間接着装置	*12*, 67
		細胞間物質	65

細胞骨格	*13*, 35, *35*
細胞死	61
細胞質	13, *13*, 59, 60, *61*, 132
細胞小器官	13
臍傍静脈	283
細胞と器官	10
細胞の構造と機能	12
細胞分裂	45
細胞膜	12, *12*, *13*, 28, 43, 59, 60, 67
杯細胞	228, *229*, 244, 250, 262, 287, *287*
左脚	*192*, 193
鎖骨	72, *73*, 87, 90, *90*, 91, *138*, *139*, *142*, 143, 148, *148*, *149*, 154
坐骨	92, *92*, 94, *95*, 96, 165, *166*
鎖骨下静脈	*171*, *206*, 261
鎖骨下動脈	140, *170*, *197*, *198*, *199*
坐骨神経	163
鎖骨部（胸鎖乳突筋の）	*138*
左心耳	*175*, *177*, *178*, *179*
左心室	174, *175*, *177*, *178*, *179*, *180*, *183*, *185*, 186, *187*, 205
左心房	174, *175*, *177*, *178*, *179*, *180*, *183*, *185*, 186, *187*, 205
嗄声	298
左肺	*285*, 302
サブユニット	16
左葉（肝臓の）	264, *265*, 276
三角筋	*100*, *119*, *120*, *121*, 154, 163
三角筋粗面	154
残気量	315
三軸関節	98
三次構造（タンパク質の）	16, *17*
三尖弁	176, *179*, *180*, 182, *183*, 184, *185*
酸素	284, 309
酸素分圧	309, *310*
三炭糖	20
産道	*95*
痔	254, 283
耳下腺	226, *227*
耳下腺管	*227*
弛緩	118
歯冠	*222*, *223*
耳管	230, 291
耳管咽頭口	*231*, *286*, 289, *290*, 291
耳管扁桃	230, 291
色素胞	*13*
子宮	95, 254, *255*
軸	112
軸椎（第2頚椎）	85, *85*, 103
シグナルタンパク質	60
シグナル伝達	58, 59
ジグリセリド	*258*, *260*
刺激伝導系	*192*
死後硬直	118
指骨（足の）	72, *73*, 92, *93*, 94
指骨（手の）	72, *73*, 90, *90*, 91
篩骨	80, *81*
篩骨蜂巣（篩骨洞）	288, *288*
自己融解	32, *33*
歯根	*222*, *223*
四肢	82, 90, 123, 142
示指	*158*
示指伸筋	157, *158*
支持組織	*65*
脂質	14, 18
脂質分子二重層	*18*, *19*, 28, 29, 40, *40*
四肢の骨	*82*, 90
矢状断面	116, *116*

糸状乳頭	224, *224*, 225	集合胆管	*275*
茸状乳頭	224, 225	集合リンパ小節	247, *248*, 252
歯髄	222, *223*	収縮	118, 130
歯髄腔	222	収縮環	*49*
指節間関節	98	収縮期血圧	203, *204*
死体硬直	118	自由上肢	*73*, 90, *90*, *91*, 154
膝窩	*115*, 165, 166, *166*, *167*	縦走筋	*234*
膝蓋	*114*	重層上皮	*67*, 234
膝蓋骨	*92*, *93*, 94, 104, *105*, 164, *165*	重層扁平上皮	*254*
		重炭酸イオン	276, 309
膝蓋靱帯	*105*, *165*	十二指腸	106, *219*, *237*, 241, *241*, 246, *246*, *247*, *263*, 264, *273*, *274*, 276, *277*, 328
膝窩静脈	*206*, 208, *208*		
膝窩動脈	201, *202*		
膝関節	*93*, 98, 104, 164, *166*		
実質性器官	264		
室ヒダ	*298*	十二指腸潰瘍	240
歯突起	84, *85*, 103	十二指腸間膜	*327*
歯突起窩	*85*	十二指腸腺	246, *247*
シナプス	132, *133*	自由ヒモ	*249*
シナプス小胞	132, *133*	終末細気管支	304, *304*
歯肉	*223*	終末部	228
脂肪	*258*, 259, 260	絨毛	234, *235*
脂肪酸	18, *258*, 259, 260	自由リボソーム	37
脂肪滴	*12*, *13*, 36	主気管支	299, *304*
斜角筋群	*137*, 140, *140*	手根関節	*91*
斜角筋隙	140, *140*	手根骨	*72*, *73*, 90, *90*, *91*, 101
尺側手根屈筋	*120*, *121*, 156, *157*	手根中手関節	101, *101*
尺側手根伸筋	*120*, *121*, 157, *158*	主細胞	239, *239*
尺側皮静脈	207, *207*	種子骨	94, 164
斜頸	138	手掌	*114*
車軸関節	103, *103*	手掌腱膜	156
斜断面	116, *116*	主膵管	246, *246*, *263*, 264, 273, *273*, *274*, *275*, 276, *277*
尺骨	*72*, *73*, 90, *90*, *91*, 101, *102*, *103*, *155*, 156, *157*, *158*		
		受精卵	*51*, 53
尺骨動脈	*199*, 200	出産	95
斜披裂筋	*297*	受動輸送	*41*, 42
縦隔	174	手背	*115*
自由下肢	*73*, 92, *92*, *93*, 161	受容体	29, 58, 59, *59*, *60*, 61
		循環器系	*107*, 170

小円筋	*120, 121*, 154, *154*
消化	218, 228, 241, 257
消化管	218, 234
消化管ホルモン	240, 245, 273
消化器	*187*
消化器系	107, *107*, 218
消化器付属腺	218, 263
上角（肩甲骨の）	*92*
上顎骨	*79*, 81, *81*, *136*, *286*, 287, *289*
上顎洞	287, *288*
消化酵素	218, 241, 276
上－下葉区	*303*
上関節突起	*84, 86*
上関節面	*84, 85*
小器官	*11*
小臼歯	221, *222*
小胸筋	149, *149*
小頬骨筋	*135*
笑筋	*135*
上行咽頭動脈	198, *198*
上後鋸筋	145, *145*, 149
上行結腸	*219*, 248, *249*, 251, 252, *252*, 253, *253*, *328*
上甲状腺動脈	198, *198*
上行大動脈	*175*, 177, 179, 195, *196*
上喉頭神経	298
上行部（僧帽筋の）	*143*
踵骨	166, *167*, 168
踵骨腱	*120, 121*, 166, *167*
小骨盤	*94*, 94, *95*, 253
娘鎖	*46*
娘細胞	47
上肢	90, *114*, 115, *115*, 140, 148
上耳介筋	*135*
小指外転筋	159, *159*
小指球	159
上矢状静脈洞	*206*
小指伸筋	157, *158*
上肢帯	*73*, 90, *90*, *91*, 142, 148, 154
小指対立筋	159, *159*, 160
硝子軟骨	70
上肢の筋肉	*154*
上肢の骨	*72, 82*, 90
上尺側側副動脈	*199*
上唇	*220, 221*
上唇挙筋	*135*
小心臓静脈	*188*, 189, *189*
上膵十二指腸動脈	280, *280*
上舌区	*303*
常染色体	47, *47*
上前腸骨棘	*94*, 95, 96, *164*, *165*
上双子筋	163, *164*
掌側骨間筋	160
上大静脈	*171*, 172, *175*, 176, *177*, *179*, *183*, *185*, 186, *187*, 205, *209*, 215
小唾液腺	226
小腸	106, 218, *219*, 234, 241, *241*, 242, 257
小腸間膜	326, *327*, *329*
上腸間膜静脈	*263*, *279*, 282, *282*
上腸間膜動脈	*196*, 200, *201*, *263*, *278*, 280, 281, *281*
小腸静脈	*279*, 282
小腸動脈	*281*, 278
小腸壁	245
上直腸静脈	*279*, 282
上直腸動脈	*278*, *281*, 282
小殿筋	163
小転子	*93*
上殿動脈	201, *202*
上橈尺関節	102, *102*, 103, *103*

小脳	80	食道	106, 218, *219*, *220*, 221, 230, *231*, 232, *232*, *233*, 237, *237*, *290*, *292*, *293*, *294*
上鼻甲介	*286*, 287, *289*		
上皮細胞	66, 234		
上皮細胞底部	259	食道ガン	232, *233*
上皮組織	65, *65*, *67*	食道相	*293*
上鼻道	*286*, 287, *289*	食物塊	*293*
上腹（肩甲舌骨筋の）	*139*	鋤骨	*79*, 81, *81*
小伏在静脈	208, *208*	女性ホルモン	19
小胞体	30, *31*	蔗糖	*258*, 260
情報伝達	58	心外膜	190, *322*, 324, *324*
小胞輸送	38, *39*	真核細胞	34
漿膜	234, *235*, *239*, *245*, *251*, 264, 321	心間膜	*322*, 324
		心筋	71, 118
静脈角	216, 261	伸筋群（下腿の）	168
静脈管索	*212*	伸筋群（上腕の）	156
静脈系	171	心筋細胞	192
静脈血	205	心筋線維	118, 192
静脈注射	207	心筋層	190
静脈弁	*173*	神経	71, 118
静脈瘤	283	神経筋接合部	59, 132, *133*
上葉（肺の）	300, *300*, 302	神経系	*107*
小葉間結合組織	266	神経膠細胞	71
小葉間静脈	266, *267*	神経細胞	71
小葉間胆管	266, *267*, 275, *275*	神経線維	118, 132
小葉間動脈	266, *267*	神経叢	234
小菱形筋	144, *144*	神経組織	*65*, 71
上肋骨窩	*86*	人工多能性幹細胞	57
小弯	236, *236*, 237, *237*	親鎖	*46*
上腕	*114*, 115, *115*, 154	深指屈筋	156, *157*
上腕筋	*121*, *155*, 156	心室	174
上腕骨	*72*, *73*, 90, *90*, *91*, 99, *100*, *102*, *103*, *142*, 143, *144*, 148, *148*, *149*, 154, 156, 157, *157*, *158*	心室中隔	180, *180*
		心室中隔欠損症	180
		深掌動脈弓	*199*
		腎静脈	*206*
上腕三頭筋	*119*, 120, *121*, 156	新生児呼吸窮迫症候群	307
上腕静脈	*206*, 207, *207*	心尖	174, *175*, *177*, *179*
上腕動脈	*170*, *199*, 200	心臓	*170*, 171, *171*, 174, 176
上腕二頭筋	*119*, *121*, 155, *155*	腎臓	77

心臓の静脈	188	正円孔	*81*
心臓壁	190	性差	95
人体	106	精子	50, *51*
伸展	109, *110*, 112, 123	成熟分裂（減数分裂）	50
心電図	194	正常血圧	204
腎動脈	*196, 200, 201*	性染色体	*47*, 48
心内膜	190	精巣動脈	*196, 200, 201*
心嚢	323	生体肝移植	268
心拍出量	186	声帯筋	296, *297*
真皮	256	生体高分子	*11*
心房	174	声帯靱帯	296, *297*
心房中隔	178, *179*	声帯突起（披裂軟骨の）	*295*, 296
心房中隔欠損症	178	声帯ヒダ	*294*, 296, *298*
心膜	174	生体膜	*11*, 28, *28*
心膜腔	174, 321, *321, 322*, 323, *324*	正中環軸関節	85, *85*, 103
		正中甲状舌骨靱帯	*295*
心隆起	*141*	正中矢状断面	116
随意筋	118	正中仙骨動脈	*196, 200, 201, 202*
膵液	*258, 260*	生命活動	10, 218
水解小体	*33*	生命機能	10
膵管	*274, 275, 277*	生命体	10, *11*
膵十二指腸静脈	*279, 282*	声門	295, 296, *297*
膵臓	106, 218, 241, 246, *246*, *263, 263, 273, 274, 276, 277*	声門裂	*298*
		生理活性物質（唾液の）	226
水平断面	116, *116*	生理的狭窄部（食道の）	232
水平部（僧帽筋の）	*143*	脊髄	84
睡眠時無呼吸症候群	320	脊髄神経	145
スカトール	261	脊柱	82, *82*, 142, 143
スクラーゼ	*258, 260*	脊柱管	84
ステロイド	19, *19*	脊柱起立筋	145
ステロイド環	19, *19*	セクレチン	273, 276
ステロイドホルモン	19	舌	220, *220, 221*, 224, *286, 292, 293*
スパイログラム	314		
スパイロメーター	314	舌咽神経	*319*
滑り運動	130, *131*, 132	舌縁	*225*
スポーツ	104	舌下腺	226, *227*
背	*115*	舌下腺管	*227*
		赤血球	172, *271*

舌骨	81, *139*, *292*, *294*, *295*
舌骨下筋群	*137*, *139*
舌骨上筋	*292*
舌骨上筋群	*137*, *139*, 139
舌根	220, *220*, *225*, 230, *292*
切歯	*220*, 221, *221*, *222*
舌正中溝	*225*
舌尖	*225*
舌体	*225*
舌動脈	*198*
舌乳頭	*224*, *225*
舌背	*224*, *225*
舌扁桃	*225*, 230, *231*, *290*
セメント質	*222*, *223*
腺	*228*
線維芽細胞	68, *69*
線維結合	*96*
線維成分	65
線維軟骨	70
前額断面	116, *116*
前下小脳動脈	*197*
前弓	85
前鋸筋	*119*, *121*, *148*, 149, *150*
前屈	110
前脛骨筋	*119*, *121*, *161*, 167
前脛骨動脈	*202*
腺頸部	239, *239*
前結節	85
前後軸	112
仙骨	82, *83*, *86*, 87, 94, *94*, *95*, 163, *163*
仙骨孔	*86*
前耳介筋	*135*
浅指屈筋	156, *157*
前室間枝	*188*, 189
前斜角筋	140, *140*
前十字靱帯	98, 104, *105*
浅掌動脈弓	*199*
前上葉区	*303*
染色質	34, *34*, *49*
染色体	45, *47*, *49*, *51*
染色分体	*48*, *49*, *50*, *51*
浅側頭動脈	*198*, *198*
前大脳動脈	*197*
仙腸関節	*94*, *95*
仙椎	*72*, *73*, 82, *82*, *83*, *86*, 87
前庭ヒダ	*294*
先天性股関節脱臼	99
蠕動運動	234, *235*
前頭蓋窩	80, *81*
前頭筋	*135*
前頭骨	*79*, 80, *81*, *286*, *288*, *289*
前頭断面	116, *116*
前頭直筋	*140*
前頭洞	*286*, *288*, 288, *289*
前頭葉	80
全能性幹細胞	57
全肺気量	315
前肺底区	*303*
前腹（顎二腹筋の）	*139*
前方挙上	110
腺房細胞	276
線毛	*12*, 68
線毛運動	287
前立腺	254, *255*
前腕	90, *90*, *114*, 115, *115*, 154
総肝管	*263*, *265*, *273*, *274*, *275*, 276
総肝動脈	*278*, 280, *280*
総頸動脈	*170*, 197, *197*, *198*
象牙芽細胞	223
象牙質	*222*, *223*
総骨間動脈	*199*
総指伸筋	*120*, *121*, 157, *158*
臓側胸膜	300, *302*, 322, *322*, 324

臓側心膜 190, *322*, 324, *324*
臓側腹膜 325, *327*, *328*
総胆管 246, *246*, *263*, 264, *265*, *273*, *274*, *275*, *276*, *277*
総腸骨静脈 *171*, *206*, *279*, *282*
総腸骨動脈 *170*, 195, *196*, 200, *201*, *202*, *278*, 281
相同染色体 47, *47*, 50
僧帽筋 *119*, *120*, *121*, *135*, 142, 143, *143*, 144
僧帽弁 178, *179*, 180, *180*, 182, *183*, 184, *185*
足関節 166
足底 *115*
足底方形筋 168, *169*
側頭筋 136, *136*
側頭骨 *79*, 80, *81*, *136*, 138
側頭葉 80
足背 *114*
足背動脈 *202*
足部 *115*, 161
側副靱帯 97, *97*, 98
側腹壁 *151*
鼠径靱帯 *94*, *95*, 96, *119*, 152, *152*, *162*
鼠径部 115
鼠径リンパ節 215
組織 11, 65
組織液 213, *214*
組織間隙 213
咀嚼 81, 136, 222, 257, 292
咀嚼筋 136, *136*
疎生結合組織 *69*, 70
足根骨 *72*, *73*, *92*, *93*, 94
粗面小胞体 *12*, *13*, 31, *31*, *34*, *34*, *37*, *39*

【た行】

第1音 181
第1頸椎（環椎） 84, *85*, 103
第一減数分裂 50, *51*
体液 318
大円筋 *120*, *121*, 154, *154*
体幹 82, 90, 92, *114*, *115*, 123, 142
体幹の筋肉 142
体幹の骨 *72*, 82, *82*
大臼歯 221, *222*
大胸筋 *119*, *121*, 148, *148*, 149
大頬骨筋 *135*
大後頭孔 80, *81*
大骨盤 94, *94*, 95
体細胞 48
体細胞分裂 48, *49*
第3大臼歯 222, *222*
体軸 *112*
胎児の循環器系 210
体循環 205
体循環系 186, *187*, 283
大静脈洞 *175*, 176, *177*, 205
大食細胞 *63*, 78
大心臓静脈 *188*, 189, *189*
大腿 92, *114*, 115, *115*
大腿筋膜張筋 *119*, *121*, 161
大腿骨 *72*, *73*, *92*, *93*, 94, *101*, 104, *105*, *162*, *162*, 163, *163*, 164, *164*, 165, *166*, *167*
大腿骨頭靱帯 98, 99, *101*
大腿四頭筋 94, *105*, *119*, *121*, 161, 162, 164, *165*
大腿静脈 *206*, 208, *208*
大腿深静脈 *206*
大腿深動脈 201, *202*
大腿直筋 *161*, 162, 164, *165*

大腿動脈	201, *202*
大腿二頭筋	*120, 121, 161,* 165, *166*
大腿方形筋	163, *164*
大唾液腺	226, *227*
大腸	106, 218, *219*, 241, 248, *253*, 261
大腸壁	*251*
大殿筋	*120, 121, 161,* 163, *163*
大転子	*93*
大動脈	172, *183*, *185*, *187*, 195
大動脈弓	*170, 175, 177, 179,* 195, *196*, 197, *197*, *198*, 199, *199*, 232, *233*
大動脈球	*183*, 184, *185*
大動脈口	180
大動脈小体	*319*
大動脈洞	184, *185*, 188
大動脈弁	*179*, 180, *180*, 182, *183*, 184, *185*
大内転筋	*120*, 165, *165*
第7頸椎（隆椎）	85
第2音	181
第2頸椎（軸椎）	84, *85*, 103, *140*
第二減数分裂	50, *51*
胎盤	211, *211*
大伏在静脈	*206*, 208, *208*
大網ヒモ	*249*
大腰筋	162, *162*
大菱形筋	144, *144*
大菱形骨	*101*
大弯	236, *236*, 237, *237*
唾液	226, 258
唾液腺	218, 220, 226, 263
楕円関節	104
多環構造	19
ダグラス窩	254, *255*
多細胞生物	57
多軸関節	98, 99
脱水症状	261
多糖体	20, *20*, 269
多能性幹細胞	56, *55*
多腹筋	124, *125*, 151
多裂筋	*146*
多列上皮	*67*
多列上皮細胞	287, *287*
田原淳	193
田原の結節	193
単一染色体	*51*
胆管	273
炭酸カルシウム	78
短指伸筋	*169*
胆汁	218, 241, 264, 268, 270, 273
胆汁酸	*258*, 259, *260*, 270
胆汁色素	259, 270
短掌筋	159
短小指屈筋	159, *159*
炭水化物	*258*, 260
弾性線維	65, *69*, 70, *307*
弾性軟骨	70
男性ホルモン	19, *19*
胆石発作	274
単層上皮	*67*
短頭（上腕二頭筋の）	155, *155*
胆道	275
短橈側手根伸筋	157
単糖体	20, *20*
短内転筋	165, *165*
胆嚢	107, 218, *219*, 246, *263*, *263*, 264, *265*, 273, *273*, 274, 276
胆嚢管	*246*, *263*, 264, *265*, *273*, *274*, 275, 276
単能性幹細胞	*55*, 56
タンパク質	14, *17*, 24, *27*, 28, 29, *29*, 32, *258*, 260

短腓骨筋 ……………… *121*, *161*, 168, *168*
短母指外転筋 …………………… 159, *159*
短母指屈筋 ……………………… 159, *159*
短母指伸筋（下腿の）………… *119*, *169*
短母指伸筋（前腕の）………………… *158*
断面 ………………… 106, 108, 116, *116*
置換骨 ……………………………………… 75
蓄膿症 …………………………………… 288
恥骨 ……………… 92, *92*, *94*, 95, *95*,
96, 165, *165*
恥骨下角 ………………………………… *94*, 95
恥骨筋 …………… *119*, *161*, 165, *165*
恥骨結合 …… *94*, 95, *95*, *96*, 151, 152
恥骨結節 …………………………… *94*, *95*, 96
智歯 …………………………………… 222, *222*
腟 ………………………………………… 254, *255*
緻密質 ……………………………… 75, *75*, 76
チャネル ………………………………… 42
チャネル分子 …………………………… *41*
肘窩 ………………………………… *114*, 155
中間径フィラメント …… *12*, *13*, *35*, 36
中間広筋 ………………………………… 164
肘関節 ……………… 90, *91*, 102, *102*,
115, 155, 156
肘筋 ……………………………… *120*, 156
中空性器官 ……………………………… 264
中結腸静脈 ………………………… *279*, *282*
中結腸動脈 ………………………… *278*, 281
中斜角筋 ………………………………… 140, *140*
中手骨 ……………… *72*, *73*, 90, *90*, *91*,
101, *101*, 158
中心子 ……………………………………… *49*
中心軸（からだの）…………… *112*, 113
中心静脈 ……………………………… 266, *267*
中心臓静脈 ……………………………… 189, *189*
中心体 ……………………………………… *12*
中心乳糜腔 ………………… 244, *245*, 259
中心リンパ管 …………………… 244, *245*

虫垂 ……………… *219*, *249*, 252, *252*, *253*
虫垂炎 …………………………………… 252
虫垂間膜 ………………………………… *252*
虫垂動脈 ………………………………… *281*
中枢神経系 …………………………… 118
中性脂肪 ……………………………… 259
肘正中皮静脈 ……………………… 207, *207*
中節骨 ……………………………… 90, 94
中足骨 ……………… *72*, *73*, *92*, *93*,
94, *167*, 168
中大脳動脈 ……………………………… *197*
中直腸静脈 ………………………… *279*, *282*
中直腸動脈 ……………………………… *278*
中殿筋 ……………………………… 163, *163*
肘頭 ……………………………………… 115
中頭蓋窩 ………………………………… 80, *81*
中鼻甲介 ……………… *286*, 287, *288*, 289
中鼻道 ………………… *286*, 287, *288*, 289
中膜 ………………………………… 173, *173*
中葉（肺の）………………… 300, *300*, 302
虫様筋（足の）…………………………… *169*
虫様筋（手の）……………………… 160, *160*
中輪走筋 ………………………… 238, *238*, 239
腸陰窩 ………………… 244, *245*, 250, *251*
長管骨 …………………………………… 74, *74*
腸間膜 ……………… 241, 247, *253*,
325, *327*, 329
腸管ループ ……………………………… 326, *327*
蝶形骨 ……………… *79*, 80, *81*, *286*, 288, *289*
蝶形骨洞 ………………… *286*, 288, *289*
腸脛靱帯 ………………………… *121*, 161
腸骨 …… 92, *92*, *94*, 95, 96, 163, *163*
腸骨筋 ……………………………… 162, *162*
腸骨稜 ……………………………… 152, *152*
長軸 ……………………………… 113, *113*
長指屈筋 …………………………… 166, *167*, 168
長指屈筋の腱 ……………………… 168, *169*
長指伸筋 …… *119*, *121*, *161*, *167*, 168

腸絨毛	242, 243, 244, 245	低血圧	204
長掌筋	156, 157	停止（骨格筋の）	122
聴診	181	ディッセ腔	270, 271
聴診部位	181	デオキシリボ核酸	21
腸腺	244, 245	デキストリン	257
蝶番関節	102, 102	テストステロン	19
長頭（上腕二頭筋の）	155, 155	デヒドロコレステロール	77
長橈側手根伸筋	119, 121, 157, 158	転写	24, 25
		殿部	114
腸内細菌	261	臀部	114
長内転筋	119, 161, 165, 165	でんぷん	258, 260
長腓骨筋	119, 121, 168, 168	頭蓋	136
長母指外転筋	157, 158	頭蓋骨	72, 73, 79
長母指屈筋	120, 156, 157, 161, 166, 167	導管	228, 229, 287
		動原体	49
長母指伸筋	158, 161, 167, 168	橈骨	72, 73, 90, 90, 91, 101, 102, 103, 155, 155, 156, 157, 157, 158
腸腰筋	162, 162		
腸リンパ本幹	216		
腸肋筋	146	橈骨手根関節	98, 104
直腸	95, 106, 219, 248, 249, 253, 253, 254, 255	橈骨動脈	186, 199, 200
		糖脂質	18
直腸子宮窩	254, 255	糖質	14, 20
直腸静脈叢	255	橈側手根屈筋	119, 156, 157
直腸診	254	橈側側副動脈	199
直腸膀胱窩	254, 255	橈側皮静脈	206, 207, 207
直腸膨大部	255	胴体	142
直腸横ヒダ	254, 255	糖タンパク質	32
椎間関節	104	頭長筋	140
椎弓	84, 84	頭頂骨	79, 80, 81, 136
椎弓根	84	糖尿病	277
椎弓板	84, 85	頭板状筋	120, 146
椎孔	84, 84, 85, 86	頭部	114, 142
椎骨	73, 82	動物細胞	12, 42
椎骨動脈	197, 198, 199, 199	糖分子	20
椎前筋群	137, 140, 140	洞房結節	192, 192
椎体	84, 84, 86	動脈管	211
手	90, 114, 115, 115	動脈管索	175, 177, 179, 210, 212
底屈	110		

動脈系	171
動脈弁	182, 184
トライツ靱帯	246
トランスファーRNA	24
トリグリセリド	*258, 259, 260*
トリプシン	257, *258*, 260
努力肺活量	315
貪食	*63*
貪食作用	*33, 43, 44*

【な行】

内因子	257
内寛骨筋	162
内胸動脈	199, *199*
内頸静脈	*206*
内頸動脈	*197*, 198, *198*, 319
内肛門括約筋	254, *255*
内呼吸	284, 310
内耳孔	*81*
内斜走筋	238, *238, 239*
内旋	109, *111*
内側縁（肩甲骨の）	*92*
内側顆	*93*, 104
内側広筋	*161*, 164, 165
内側側副靱帯	*105*
内側大腿回旋動脈	*202*
内側中葉区	*303*
内側頭（腓腹筋の）	*161*, 167
内側肺底区	*303*
内側半月	*105*
内側翼突筋	136, *136*
内腸骨静脈	*206, 279, 282*
内腸骨動脈	195, *196*, 200, 201, *201, 202, 278*
内転	108, *109*, 112, 123
内転筋管	201, *202*
内転筋群（大腿の）	163, 165
内頭蓋底	*81*
内反	111, *111*
内皮細胞	173, *173*
内表面（からだの）	66, *66*
内部環境	318
内部環境の恒常性	320
内腹斜筋	152, *152, 153*
内分泌系	*107*
内分泌腺	218, 229, *229*, 263
内閉鎖筋	163, *164*
内膜	173, *173*
内輪走筋	*235, 245, 251*, 254
内肋間筋	150, *150, 151, 313*, 316
軟口蓋	*220, 292, 293*
軟骨	70, 74
肉柱	178, *179, 180*
二酸化炭素	284, 309
二酸化炭素分圧	309, *310*
二軸関節	98
二次構造（タンパク質の）	16, *17*
二重ラセン構造	*21*
二尖弁	178
二頭筋	125
二糖体	20, *20*
二腹筋	124, *125*
乳ガン	149
乳臼歯	221
乳歯	221
乳糖	*258, 260*
乳頭筋	178, *179*, 180, *180*, 182, *185*
乳頭溝	*225*
乳糜	216
乳糜槽	*215*, 216, *217*, 259
乳様突起	*79*, 138
尿細管	77
尿素	269
妊娠	95, *95*, 96
ヌクレオチド	21, *21*, 22, 23

ネクローシス	61, *63*	背側骨間筋	*121*, 160, *160*, 169
粘液	218, 244	肺動脈	*175*, *177*, 178, *179*, 183, *185*, 186, *187*, 285, *302*, 305
粘液分泌細胞	262	肺動脈球	*183*, 184
捻挫	104	肺動脈口	180
粘膜	234, *235*, *239*, 242, *245*, *251*, 256	肺動脈洞	184, *185*
粘膜下神経叢	234, *235*	肺動脈弁	*179*, 180, *180*, 182, *183*, 184, *185*
粘膜下組織	234, *235*, *239*, 242, *245*, *251*	背部	114, 142
粘膜筋板	234, *235*, *239*, *245*, *251*, 256	肺胞	284, 304, *305*, 310
粘膜固有層	234, *235*, 239, *239*, *245*, *251*, 256	肺胞管	304, *304*, *305*
		肺胞腔	*307*
粘膜上皮	234, *235*, *239*, *245*, *251*, 256	肺胞嚢	*304*, 305, *305*
		肺門	300, *302*, 322
粘膜上皮細胞	*287*	肺門リンパ節	300, *302*
脳神経	80	麦芽糖	257, *258*, *260*
脳底動脈	*197*	薄筋	*119*, *120*, *161*, 165
脳頭蓋	*72*, 79, *79*, 80, *80*, 85	白線	152, *152*, *153*
能動輸送	*41*, 42	破骨細胞	77, 78
のど仏	89, *294*, 295	白血球	61, *63*
飲み込み作用	*33*, 43, *44*	発声	296
		発声器官	294
【は行】		パネート細胞	244
		ハバース管	*76*, 77
歯	220, *220*, 221, *221*, *223*	ハバース層板	*76*, 77
肺	107, 186, 205, 284, 300	ハムストリングス	165
パイエル板	247, *248*	腹	*114*
肺活量	315	破裂孔	*81*
肺間膜	300, *302*, 321, 322, *322*, *324*	半羽状筋	*125*
		反回神経	298
肺区域	302, *303*, 304	半奇静脈	209, *209*
背屈	*110*	半棘筋	*146*
胚子	*141*	半月板	98
肺循環系	186, *187*, 205	半月弁	184
肺静脈	178, *183*, *185*, 186, *187*, 205, *285*, *302*, 305	半腱様筋	*120*, *161*, 165, *166*
		伴行静脈	205
肺尖区	*303*	板状筋	145, *146*
肺尖後区	*303*	半膜様筋	*120*, *161*, 165, *166*

皮下静脈叢	*255*
皮下組織	256
光駆動ポンプ	42
皮筋	123, 135, *135*
鼻筋	*135*
鼻腔	*79*, 107, 220, 230, 284, 285, 286, *286*, 289, 290
鼻甲介	*231*, 287
腓骨	*72*, *73*, *92*, *93*, 94, *166*, 168
鼻骨	*79*, 81
尾骨	82, *83*, *86*, 87, 94, *94*, *95*, 163, *163*
腓骨筋群	168
腓骨動脈	*202*
鼻根筋	*135*
膝	114, *115*
微細線維	*12*, *13*, *35*, 36
肘	114, *115*
微絨毛	*12*, 68, *243*, 244
鼻出血	289
微小管	*12*, *13*, *35*, 36
皮静脈	205, *207*
脾静脈	*279*, 282, *282*
皮静脈系	*207*
尾状葉（肝臓の）	264, *265*
ヒス束	*192*, 193
鼻腺	287, *287*
脾臓	219, 263
尾側	115
ビタミンA	270
ビタミンB_{12}	257
ビタミンD	77
左胃静脈	*279*, 282
左胃大網動脈	*278*, *280*, 281
左胃動脈	*278*, *280*, 280
左縁枝	188
左肺静脈	*175*, *177*, 179
左回旋	109, *111*

左下葉気管支	*301*
左肝管	*275*
左冠状動脈	188, *188*
左頸リンパ本幹	215, *217*
左結腸静脈	*279*, 282
左結腸動脈	*278*, 281, *281*
左鎖骨下静脈	215
左鎖骨下動脈	196, *199*
左鎖骨下リンパ本幹	215, *217*
左主気管支	*285*, 299, *299*, 301
左静脈角	215, *217*, 217
左上葉気管支	*301*
左総頸動脈	196, *197*
左内頸静脈	215
左肺静脈	*175*, *177*
左房室口	178, *179*, 180
左房室弁	182
左腰リンパ本幹	215
左腕頭静脈	215
鼻中隔	220, *231*, 286, *288*, 290
尾椎（尾骨）	*72*, *73*, 82, *82*, *83*, *86*, 87
鼻道	287
脾動脈	*278*, 280, *280*
泌尿・生殖器系	*107*
皮膚	66, 256
腓腹筋	*120*, *121*, 161, 166, *167*
眉毛下制筋	*135*
表情筋	119, *121*, 123, 135, *135*
表層粘液細胞	239, *239*
表皮	66
ヒラメ筋	*120*, *121*, 161, 166, *167*
ビリルビン	259
鼻涙管	288, *288*
披裂軟骨	*295*, 296
ファーター乳頭	246, *246*, 263, 264, *265*, 273, *273*, *274*, *275*, 276, 277

ファイバースコープ	298
フィブリノーゲン	269
封入体	12, *13*, 36
腹横筋	*152*, 153, *153*
腹腔	106, *153*, 321
腹腔動脈	*196*, 200, *201*, 263, *278*, 280, *280*
副細胞	239, *239*
副作用	269
副腎動脈	*196*
副腎皮質ホルモン	19
腹大動脈	*170*, 195, *196*, 200, *201*, *202*, 263, *278*, 280, *280*
腹直筋	*119*, 151, *152*, 153
腹直筋鞘	151, *152*, 153
腹直筋鞘の後葉	*152*, 153
腹直筋鞘の前葉	*152*, *152*, 153, *153*
副突起	*86*, 87
副半奇静脈	209, *209*
副鼻腔	288
副鼻腔炎	288
腹部	114, 142
腹膜	*152*, *153*, 241, 253, 324
腹膜腔	321, *321*, 324, *325*, *327*, 329
腹膜後器官	329
腹膜垂	*249*, 250, *251*
腹膜内器官	329
浮腫	213
不随意運動	118
不随意筋	118
プチアリン	257
物理消化	257
ブドウ糖	*258*, 259, *260*
フラック	194
プルキンエ線維	193
ブルンネル腺	246, *247*
プロテオグリカン	70, 78
分化（細胞の）	53
分解	228
分界溝	*225*
分界線	94, *94*, 95
分子	*11*
分節運動	234, *235*
吻側	115
分泌	228
分泌顆粒	*12*, *13*, 36, 38, *39*
分泌細胞	*229*
分泌部	228, *229*
分回し運動	112
噴門	*232*, *233*, 237, *237*
噴門腺	240
分裂間期	45
分裂期	45
平滑筋	71, 118
平滑筋線維	118
閉鎖孔	*94*, 95
平面関節	104, *105*
ヘーリング・ブロイエル反射	316, *317*
壁細胞	239, *239*
壁側胸膜	300, *302*, 322, *322*, *324*
壁側心膜	*322*, 324, *324*
壁側腹膜	325, *327*, *328*
ヘッケル	141
ペプシノーゲン	239
ペプシン	239, 257, *258*, *260*
ペプチド	257, *258*, *260*
ペプチド結合	14, *15*
ヘモグロビン	*17*, 306, 309, *310*
ペルオキシゾーム	*13*, 32
弁口	180
弁尖	178, 180
扁桃	230, 291

扁平骨	74, *74*	膜内輸送体	42
扁平上皮	*67*	末節骨	90, 94
方形回内筋	156, *157*	マルターゼ	*258, 260*
方形葉（肝臓の）	*264, 265*	ミオシン	128
膀胱	95, 254, *255*	ミオシンフィラメント	*127*, 128,
縫工筋	*119, 161, 164, 165*		129, 130, *131*
旁細胞	*239, 239*	ミオシン分子	*127, 129, 130, 131*
傍細胞	239	右胃静脈	*279, 282*
房室結節	*192*, 193	右胃大網静脈	*279, 282*
房室束	*192*, 193	右胃大網動脈	*278, 280, 280*
房室弁	182, 184	右胃動脈	*278, 280, 280*
放出（タンパク質の）	37	右縁枝	188
紡錘糸	*49*	右回旋	109, *111*
紡錘状筋	124, *125*	右下葉気管支	*300, 302*
母指（手の）	90, *158*	右肝管	275
母指（足の）	94	右冠状動脈	*179*, 188, *188*
母指球	159	右頸リンパ本幹	*215, 216*
星細胞	*270, 271*	右結腸静脈	*279, 282*
母指対立筋	159, *159*, 160	右結腸動脈	*278*, 281, *281*
母指内転筋	159, *159*	右鎖骨下静脈	215
ボタロ管	210, *211*	右鎖骨下動脈	*196*, 199
ボタロの動脈管	210	右鎖骨下リンパ本幹	*215, 216*
骨	70, 72, 74	右主気管支	*285*, 299, *299*, 300
骨・軟骨組織	*65*	右静脈角	*215, 216, 216*
ホメオスタシス	320	右上葉気管支	*300, 302*
ホルモン	58, 59, 218, 229	右総頸動脈	*196*, 197
		右中葉気管支	300
【ま行】		右内頸静脈	215
マイクロフィラメント	36	右肺静脈	*175, 177, 179*, 302
マイスネル神経叢	*234, 235*	右肺動脈	302
膜	30	右房室口	176, *179*
膜結合型リボソーム	37	右房室弁	182
膜消化	*244*, 259, *258, 260*	右腰リンパ本幹	215
膜性骨	75	右リンパ本幹	*215, 216, 216*
膜性小器官	13, *13*, 28, 30	右腕頭静脈	215
膜性部（心室中隔の）	*180*	水	*14*, 284
膜性壁	*299, 299*	みずおち	152
膜タンパク質	59	三つ組み	266, *267*

密性結合組織	*69*, 70
ミトコンドリア	12, *13*, 30, 118
未分化細胞	53
脈	186, 200
味蕾	224, *224*, 225
無機質	14, 21
むくみ	213
虫歯	223
無糸分裂	45
無対性	279
ムチン	226
胸	*114*
胸焼け	240
迷走神経	316, *317*, 319
メッセンジャーRNA	22
メドゥサの頭	283
免疫グロブリン	226
毛細血管	171, 186, *187*, 213, *214*
毛細胆管	*267*, 268, 275, *275*
毛細リンパ管	213, *214*
盲腸	*219*, 248, *248*, 249, 252, *252*, 253
モノグリセリド	*258*, 259, *260*
門	264
門脈	*187*, 205, 259, *263*, 264, 265, 266, 279, 282, *282*
門脈圧亢進症	283

【や行】

山中伸弥	57
有郭乳頭	224, *225*
有糸分裂	45
有対性	279
幽門	*237*, *237*
幽門括約筋	238, *238*
幽門腺	240
幽門前庭部	*237*, *237*, *238*
幽門部	*237*, 257

輸送小胞	*12*, *31*, *36*, *39*
輸送体分子	40, *40*, *41*
葉気管支	299, 302, *304*
葉状乳頭	224, *224*, *225*
腰椎	*72*, *73*, 82, *82*, *83*, 86, *86*, 145, *145*, *162*
腰動脈	*196*
葉緑体	*13*
腰リンパ本幹	*216*
四次構造（タンパク質の）	16, *17*
予備吸気量	315
予備呼気量	315

【ら行】

ラクターゼ	*258*, *260*
ラムダ縫合	*79*
卵円窩	178, *179*, 210, *212*
卵円孔	*81*, 210, *211*
卵円孔開存	178
ランゲルハンス島	277
卵子	50, *51*
卵巣	95
卵巣動脈	200
リガンド	58, 59, *59*, *60*, *61*
梨状筋	163, *164*
リソソーム	*12*, *13*, 32, *33*, *39*
リゾチーム	244
立方上皮	*67*
リパーゼ	*258*, *260*, 276
リボ核酸	21
リボソーム	*13*, 30, 37, *39*
リボソームRNA	22
隆椎（第7頸椎）	85
菱形筋	144, *144*
リン酸カルシウム	74, 75, 78, 222
リン酸基	18
リン脂質	18, *18*, 29

輪状甲状関節……294, *295, 297*
輪状甲状筋……*297*
輪状軟骨……*232, 233*, 294, *294, 295, 297*
輪状ヒダ……242, *242*
鱗状縫合……*79*
輪走筋……234
リンパ……71, 172, 213, *214*
リンパ管……213, 214
リンパ管系……172, 213, 259
リンパ球……61, 214
リンパ系器官……*107*
リンパ小節……*245*, 247
リンパ節……214
リンパ組織……71, 230, 291
涙骨……*79*, 81
類洞……266, *267, 271*
六炭糖……20
肋軟骨……87, *88, 89*, 151

肋間筋……150, *150*
肋間静脈……209, *209*
肋間神経……*317*
肋間動脈……*196*
肋骨……*72, 82*, 86, 87, 88, *88, 89*, 140, *140*, 142, *145*, 148, *148*, 149, *149*, 150, *150, 151*, 152
肋骨頭……*86, 89*
肋骨頸……*86, 89*
肋骨突起……86, *86*

【わ行】

ワールダイエルの咽頭輪……291
腕尺関節……102, *102, 103*
腕神経叢……140
腕橈関節……102, *102*, 103, *103*
腕橈骨筋……*119, 121*, 157, *158*
腕頭静脈……*171, 206*
腕頭動脈……*196*, 199, *199*